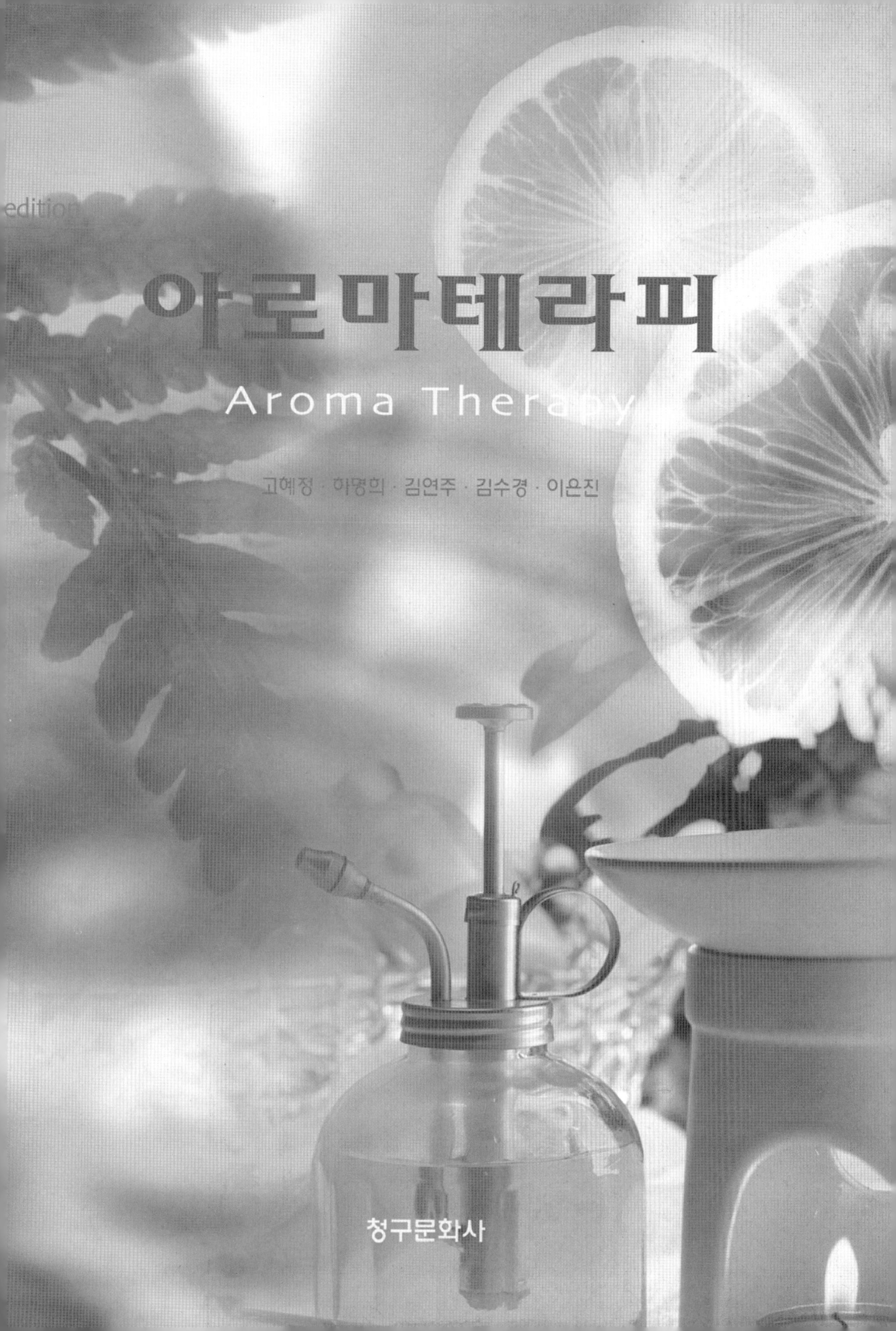

edition

아로마테라피

Aroma Therapy

고혜정 · 하명희 · 김연주 · 김수경 · 이은진

청구문화사

머 리 말

아로마테라피는 개개인의 불균형된 상태를 회복시키기 위한 목적으로 에센셜 오일을 선택, 블렌딩, 적용하는 일련의 과정으로 가장 중요한 가치는 바로 신체적 건강과 감정적 건강의 상호연관성을 보여주는 것이며 특히 감성적 건강을 신체의 건강의 시작점 혹은 동일시한다는 것이다.

이러한 전인적(HOLISTIC) 특성에도 불구하고 한편으로는 정해진 레시피를 통한 사용을 통하여 감성적이면서 각각의 개인을 고려한 개별적이고 내면적인 아로마테라피의 효과에 대한 이해를 잠시 잊지 않았나 생각해 본다. 많은 아로마테라피스트들이 지적하듯이 실제 에센셜 오일이 가지고 있는 매우 뛰어난 재능은 실제 그 신체적 효과 뒤에 숨어 있는 감성적인 밸런스에 영향을 준다는 점이라고 할 때 최근 삶의 조화를 추구하는 스파문화와 피부미용이 접목되는 시점에서 이러한 아로마테라피 고유의 특성을 찾을 필요가 있다고 여겨진다.

아로마테라피의 바른 이해를 위해서는 기본이 되는 에센셜 오일의 특성에 대한 이해와 더불어 그 적용의 대상이 되는 사람에 대한 이해가 더불어 이루어져야하며 이로 인하여 시너지 효과를 거둘 수 있다고 생각한다.

그러므로 이 책에서는 아로마테라피에 대한 올바른 접근을 위하여 전인적테라피의 개념, 고객을 이해하기 위한 상담과 진단의 기본과 기술, 적용하는 다양한 방식 등에 대하여 다루고자 하였으며 특히 에센셜 오일 하나하나에 대한 화학적 구성 성분 다이아그램을 통하여 오일이 가지고 있는 신체적 심리적 효능에 대한 체계적인 이해를 돕고자 하였다.

특히 2002년부터 운영해온 IFPA국제 아로마테라피스트 과정의 수업 준비, 자료 등이 많은 도움이 되었다.

이 책을 통하여 조금이나마 "아름다움을 위한 건강으로의 접근"이라는 뷰티테라피의 개념을 접하면서 행복한 아로마테라피스트로서 거듭날 수 있는 시간이었으면 기원한다.

저자일동

목 차

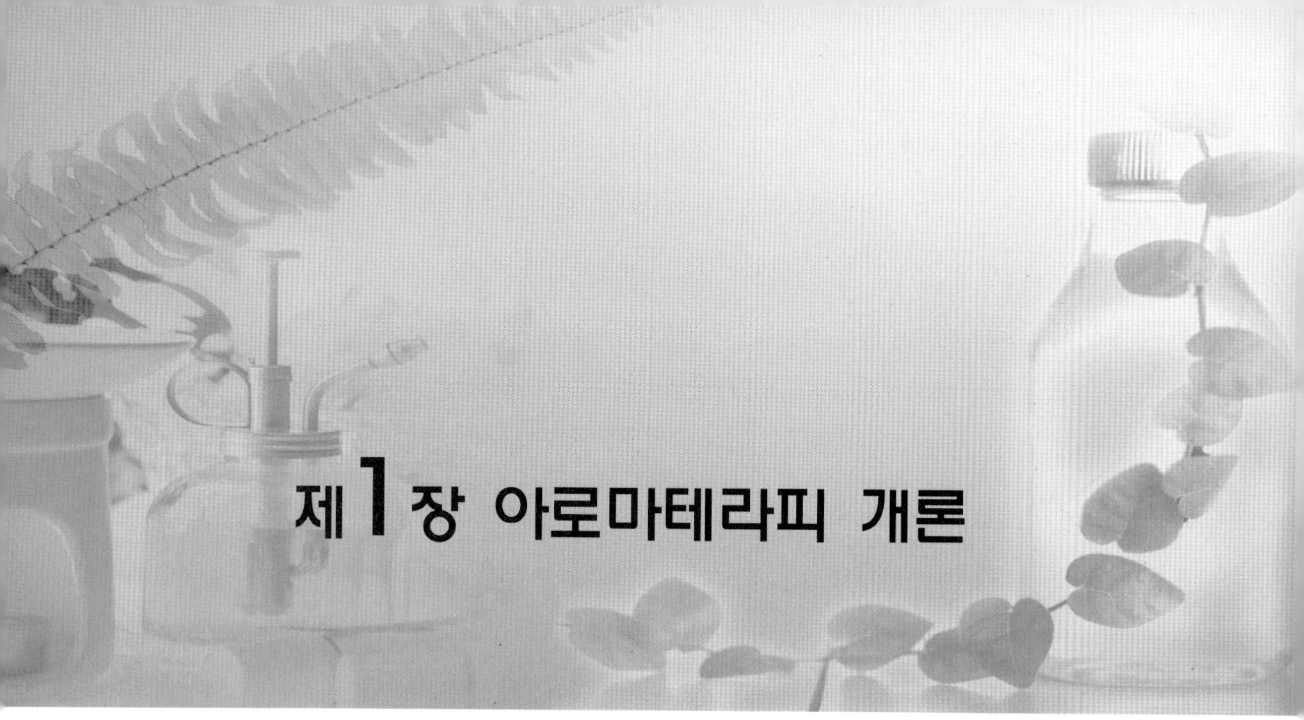

제 1 장 아로마테라피 개론

1. 아로마테라피란?

향(aroma)과 치유(therapy)

아로마테라피는 향기분자를 함유하고 있는 식물의 꽃, 씨, 나뭇잎, 나무껍질, 뿌리, 열매에서 추출한 에센셜 오일(essential oil)을 우리의 몸과 마음에 적용함으로써 조화롭고 행복한 상태를 추구하는 자연요법(Natural therapy)이다.

아로마테라피는 향기 혹은 달콤한 냄새를 뜻하는 '아로마(aroma)'와 치유를 뜻하는 '테라피(therapy)'의 합성어로 향기를 이용하여 치료한다는 뜻으로 향기요법이라고도 불린다.

아로마테라피의 용어는 1920년대 프랑스 화학자인 르네 모리스 가타포세(Rene Maurice Gattefosse)의 저서 'aromatherapie'(1928)에서 처음 사용되어 1970년대 말까지 프랑스 밖으로는 거의 알려지지 않았다.

가타포세는 실험 도중 입은 손의 화상이 라벤더 오일에 담근 후 치유되자 당시 향수의 원료로 더 잘 알려졌던 아로마 오일의 자연 치유력에 대해 연구하였으며, 향기 'Aroma(아로마)'의 치유효과에 대한 재발견은 에센셜 오일에 대한 새로운 인식과 더불어 현대 아로마테라피 탄생의 계기가 되었다.

식물을 이용한다는 점에서 허브테라피(Herbtherapy)와 유사하지만 허브테라피가 식물을 전체로 이용하는 것이라면 아로마테라피는 식물 속에 함유된 향기분자인 에센셜 오일(essential oil)만을 이용한다는 점이 차이이다. 식물의 활성성분인 에센셜 오일의 사용은 농축된 트리트먼트이면서 식물의 생명력을 공유하는 에너지테라피이다. 흡입, 목욕, 습포와 마사지 등 다양한 방식으로 다른 테라피들과 같이 적용할 수 있다.

아로마테라피는 식물이 가지고 있는 생명력인 에센셜 오일을 효과적으로 사용, 신체(body)와 마음(mind), 감성(emotion), 그리고 정신(spirit)을 다루는 자연요법이며 향기가 주는 심리적, 감성적 효과와 신체적 건강과의 상호 연관성을 보여주는 전인적인 요법(holistic therapy)이다.

아로마테라피의 작용

에센셜 오일을 구성하는 향(fragrance), 화학성분(chemistry), 에너지(frequency)의 3가지 요소로 인해 인체의 작용이 이루어 진다.

· 생리적작용 : 화학성분

에센셜 오일이 체내로 흡수가 되면서 화학성분들의 약리적 효과가 인체의 물리적 작용을 일으킨다.

· 균형작용 : 에너지

에센셜 오일이 가지고 있는 에너지는 우리 심신을 자극하거나 진정시키는 작용을 한다.

· 심리적작용 : 향

에센셜 오일을 흡입하였을 때 향기는 마음과 정서에 영향을 미친다.

아로마테라피의 목적

아로마테라피의 목적과 과정은 다음과 같다.

1. 개개인의 심신의 부조화와 불균형 상태를 완화하고 개선, 치유하기 위한 것이다.
2. 적절한 상담과 진단이 필요하다.
3. 에센셜 오일을 선택하고, 블렌딩한다.
4. 다양한 방식(흡입, 마사지, 목욕 등)으로 몸과 마음에 적용한다.

그러므로 아로마테라피를 학습하기 위해서는 에센셜 오일의 효능 및 특성에 대한 이해, 고객 상담의 기본과 기술, 고객에게 적용하는 다양한 방식(트리트먼트) 등에 대한 영역에 체계적인 학습이 필요하다.

2. 아로마테라피의 전인적접근(Holistic Approach)

전인적 요법(holistic therapy)

전인적이라는 뜻의 홀리스틱(Holistic)은 자연과 개개인의 인간에 내재된 신성의 전체를 뜻하는 'holos'에서 비롯되었다.

전인적 접근이란 개인을 구성하고 있는 육체적(Physical), 정신적(Mental), 감성적(Emotional), 영적(Spiritual)인 부분과 사회, 문화적 환경(social aspect)이 상호 의존적인 부분들로 이루어진 전체이므로 분리되어 생각할 수 없다는 의미이다. 오히려 각각의 부분들은 전체 안에서만 제대로 이해될 수 있다는 의미이기도 하다. 전인적 접근이 질병치료에 적용되었을 때 전인적 의료(holistic medicine)라 불린다.

전인적 아로마테라피

아로마테라피는 신체의 불편한 증상 또는 부조화의 부분적인 문제는 반드시 그 이면의 정신적, 감성적인 부분의 불일치 혹은 문제가 밖으로 표출된 것으로 파악한다. 그러므로 신체적 증상만을 트리트먼트의 대상으로 여기는 것이 아니라 그 이면의 생활습관, 식이습관, 병력, 감성적, 정신적 상태 등을 고려하여 개개인별로 적합한 에센셜 오일을 선택하고 적용하는 전인적 테라피이다.

아로마테라피의 전인적 특성

- 신체(body)와 마음(mind), 감성(emotion), 그리고 정신(spirit)을 트리트먼트의 대상으로 한다.
- 에센셜 오일을 구성하는 전체 성분이 가지고 있는 상호 상승작용(synergy)을 이용한다. 에센셜 오일은 단순히 각 부분 성분들을 모아 놓은 것 이상의 효능을 가지고 있으며, 억제 작용(quenching)을 통해 에센셜 오일의 구성성분은 서로 부작용을 보완하여 준다.
- 칼라테라피나 음악 등 다른 테라피와 결합해서 치유적 효과를 극대화 할 수 있다.

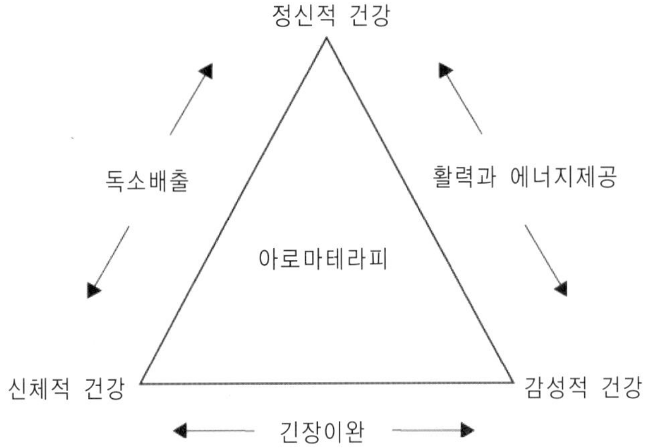

그림 1-1. 아로마테라피의 건강관리의 삼각형

면역과 마음과 신경계

마음의 상태는 신체 상태의 영향을 준다는 것이 보편적으로 이해되면서 현대의 많은 질병은 긴장과 스트레스의 연속인 생활 때문이라고 여겨지고 있다.

독일의 쿠트 슈나우벨트(Kurt Schunaubellt)는 아로마테라피의 가장 중요한 가치를 정신과 감정, 몸과 영혼의 분리를 극복하는데 효과적이라고 여겼다. 즉 바로 신체적 건강과 감성적 건강이 서로 연관되어 있으며 특히 감성적 건강이 신체 건강의 시작점이라는 것을 보여준다는 것이다.

에센셜 오일의 흡입은 심리적으로 마음과 정서에 영향을 주게 되고 이는 생리적으로 심신을 진정시키거나 자극시키게 된다. 흡입을 통한 마음과 감성의 경로를 따라서 일어난 치유효과는 부정적인 상태나 스트레스 상황으로부터 벗어나는 것을 도와주고 궁극적으로는 몸의 독소배출과정을 촉진하여 신체적인 증상 완화의 효과를 가져오게 된다.

여기서 우리는 신체의 건강에 대해서는 말하기는 쉽지만 마음/감성적 건강에 대하여 말한다는 것이 그렇게 쉽지만은 않다는 것을 알게 된다. 부정적인 감정이나 스트레스 등은 스스로에게 상처를 입히고 결과적으로 면역체계를 억압하여 신체를 다양한 여러 질병에 대해 허약한 상태로 노출시키게 된다.

우리가 스트레스를 받는 상황에 부딪치게 되면 인체는 특정한 호르몬의 분비를 증가시키는 것으로 반응한다. 이러한 호르몬은 심박동, 혈압, 신진대사와 전체적인 수행을 증가시키기 위한 신체의 작용에 변화를 일으킨다.

지속적인 스트레스에 노출되는 상황은 심리적, 육체적으로 아래와 같은 증상을 유발시킨다.

▸ 불안과 우울	▸ 소화불량
▸ 가슴 두근거림 증	▸ 근육과 관절 통증
▸ 스트레스 질환	▸ 면역감소
▸ 피부 질환	▸ 편두통 / 긴장성 두통

아로마테라피는 예를 들어 지속적인 두통, 위장장애, 호흡문제 또는 피부에 나타나는 징후 등에 대하여 원인을 찾으려고 하고 결국은 기분의 전환, 스트레스의 이완, 과거의 경험에서 비롯된 억압된 감정 등으로부터의 해방 등을 치유의 한 방법으로 사용하기도 한다. 마음과 신경계와 면역계는 하나이며 에센셜 오일의 향기는 개인의 경험과 오일 구성 성분에 의한 약리적 특성과의 상승효과로 질병 상태의 원인이 되는 스트레스 등 심리적 부분을 터치하면서 건강과 활력을 촉진시키는 것을 도와준다.

그러므로 아로마테라피는 고객의 상담을 통해 내면적인 관리와 외면적인 관리를 통합적으로 할 수 있으며 개개인의 증상에 효과적인 에센셜 오일의 선택을 통하여 관리 효과를 극대화할 수 있는 전인적 요법이다.

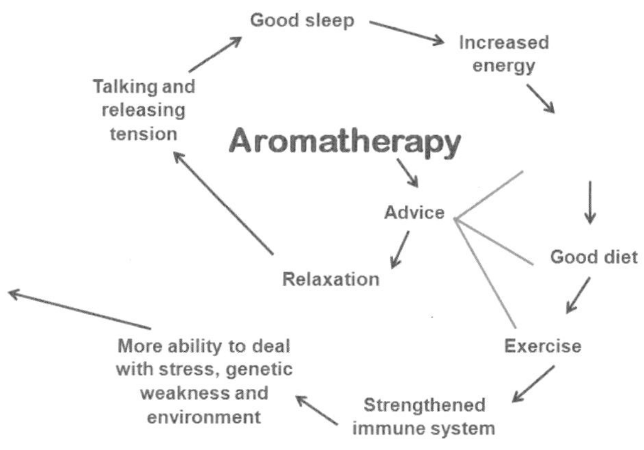

그림 1-2. 아로마테라피의 건강의 긍정적 순환구조
참고 : veronica sibley의 IFPA교재모듈

3. 아로마테라피의 역사

식물을 이용한 치유 역사는 시대마다의 질병을 바라보는 다양한 시각과 함께 발전되어져 왔다. 이집트, 그리스, 페르시아, 인도에서 시작하여 로마제국과 유럽전역으로 퍼져나갔다.

고대의 아로마테라피

치료를 위해 약초를 사용해온 역사는 인류의 역사와도 같을 것이다. 하지만 우리가 가지고 있는 기록된 역사로는 BC 5000년경을 들 수 있다. 고고학적으로 고대 이집트, 메소포타미아, 인디아 등지에서의 무덤 속에서 발견되는 조각, 파피루스, 돌이나 진흙으로 만들어진 판, 그리고 고대 이집트의 야자나무 잎으로 만들어진 문서 등을 통해서 방향식물들이 신비로운 종교의식만이 아니라 실제 생활인 미용, 요리나 목욕문화, 그리고 약으로도 사용되었다는 것을 알 수 있다.

고대시대는 종교와 의료가 분리되지 않은 상태로 질병의 상태라는 것도 신이 내린 벌이라고 생각하던 시기였다. 그러므로 치료라는 것이 당시에는 신에 대한 경배와 찬사를 통해 사제들이 진행했고 이 과정에서 방향성 식물이 중요하게 사용되어졌다.

보이지 않는 신이 공기 중에 스며있다고 느꼈던 고대인들은 신성의 형상화된 공기를 통하여 신과 만나려고 하면서 향을 피우기 시작했다.

향수(perfume)란 단어는 라틴어의 perfumu '연기를 통하여'의 의미를 가지고 있는 단어들의 복합어이다. 신과의 의사소통에 있어서 적합한 정신적인 분위기를 만들어 낼 때 사용되어졌으며 고대 아로마가 향료와 제주, 성유로 사용된 이유이다.

우리가 알고 있는 한 고대의 방향성 물질의 추출은 지방이나 오일, 물이나 클레이 등을 이용하였으며 아로마틱 식물을 식물성 오일이나 동물성 지방에 담가서 햇빛을 보게 하여 우려내는 방법(infusion)으로 사용하였다. 그 당시에도 증류기를 사용했다는 증거는 남아있다. 고대의 많은 문명이 교차했던 고대 도시인 파키스탄에서는 진흙으로 만들어진 증류기가 발견되어졌다.

또한 많은 방향성 식물은 사제 의료인들에 의해서 처방전이 만들어지거나 민간의학의 한 부분으로 사용되어졌다. 방향성 식물들은 쥬스, 우려냄, 탕약, 알코올에 침전, 찜질약, 습포제, 관장제, 질좌약, 소화제와 마사지오일로 사용되었으며 축하와 종교적

의식으로 사용하기도 했는데 펜넬(fennel), 갈릭(galic), 스파이크나드(spikenard), 쿠민(cumin) 등이 여기에 포함되었다.

이집트

이집트인들은 종교적인 목적과 시체의 방부처리에 사용하였으며 주로 식물의 에센스를 추출하기 위해 지방이나 왁스를 사용하였다.

· 사원의 상형문자해석에 의하면 아로마오일마다 각각의 신의 이름을 가지고 있었다.

멀(myrrh) - 달의 신
유향(frankncense) - 태양의 신

· 카이피(kyphi) - 신부들이 제조하였으며 멀, 시나몬, 터펜틴, 쥬니퍼, 카다몬(myrrh, cinnamon, turpentine, juniper, cardamon, 꿀, 와인 등 총 16개의 성분을 혼합한 처방비법으로 약, 향수, 해독제, 마음을 가라앉히는 만병통치약으로 사용되어졌다.

· 사체의 방부처리
미이라를 만드는 과정에서 시체의 부식을 방지하기 위해 내부를 유황을 제외한 멀(myrrh), 시나몬(cinnamon)과 같은 아로마 성분들로 채우고 다시 몸을 꿰매었다. 발견된 미이라에서는 갤바넘(Galbanum), 클로브(Clove), 시나몬(Cinnamon), 넛맥(Nutmeg) 등을 사용한 흔적들이 발견되었다.

· 이집트인의 최초의 증류기
이집트인들은 독창적인 최초의 증류기를 사용하고 있었다. 시더우드는 커다란 진흙으로 된 통에 넣고 울로 된 천을 뚜껑으로 사용하면, 이 울이 증기를 흡수하게 되면 이를 짜서 에센셜 오일을 얻었다.

중국

중국에서는 기원전 2000년전에 Huang Ti황제가 '황제내경(The yellow Emperor's classics of internal medicine)'에 질병에 대한 허브의약으로 사용한 것을 기록하고 있다.

치료적 용도와 거리가 먼 생강과 양귀비즙과 같은 치료는 종교적인 목적으로 사용되어졌다.

인도

인도의 아율베다 경전에 의하면 치료적인 음료에 정유와 식물추출물을 섞었다. 이 책에는 시나몬(cinnamon), 진저(ginger), 멀(myrrh), 코리엔더(coriander)와 샌달우드(sandalwood)를 비롯하여 700여 가지 이상의 성분이 기록되어 있다.

인도인들의 이러한 식물에 대한 지식과 이해는 전통적인 인도의학으로 발전되어, 현재에까지 이어져 내려오고 있다.

유대인들의 이동

기원전 1240년경 유태인들이 이집트에서 이스라엘로 이동하기 시작하였을 때, 유태인들은 여러 가지 수지(gums)와 오일 그리고 이에 대한 정보도 함께 가져갔다. 출애굽기에 의하면, 그들의 이동 중에 그리스도는 모세에게 종교적 의식으로 특별히 바르는 오일에 대한 제조법을 전수하였는데, 여기에는 멀, 시나몬, 칼라머스(calamus), 캐시아(cassia)와 올리브오일을 포함한다. 프랑킨센스와 멀은 동방으로부터 온 보물로서 예수탄생 때 바쳐졌으며 페니키아 상인들 또한 향기 나는 오일과 수지를 아라비아반도로 수출하였고, 이로 인해 점차적으로 지중해지역으로 펴져 나갔다.

인간과 자연

그리스시대로 오면서 사람들은 자연과 사람을 신의 형상화된 같은 존재로 인식하고 인체가 자연의 원소들인 흙, 물, 불, 공기, 그리고 5번째 원소인 에테르 등으로 구성되었다고 여겼으며 건강한 상태는 이러한 원소들의 조화로움에 두었다. 질병은 이러한 원소들 간의 부조화 혹은 불균형으로 인한 것으로 생각하였다. 이와 유사한 견해는 인도와 중국의 의학서에서도 나타난다. 아율베딕에서는 도사 dosas(vata, pitta, kapha) 간의 조화와 프라나(prana)의 흐름을 건강의 요인으로 흙, 물, 금속, 나무, 불의 5행과 기의 흐름을 건강을 요인으로 이해하고 있었다. 이러한 견해는 히포크라테스 (BC5세기)와 갈렌(AD2세기)의 의료서에도 나타난다.

그리스

그리스인들은 이집트인들에게 많은 것을 전수 받았다. 50 B.C.경 이집트를 방문한 헤로도투스와 데모크라테스는 후에 향수제조와 자연요법에 관해 배운 것을 전파시켰다.

이들은 또한 이집트의 '의학의 요람(cradle of medicine)'을 방문하여 이집트인들의 향수제조법과 자연요법 처방을 배운 후 최초의 의학전문학교를 세웠다.

· 히포크라테스(Hypocrites)

460 B.C.에 그리스에서 태어났다. 히포크라테스는 300가지의 식물에 관한 효과를 기록하고 오일이 가지고 있는 자극과, 진정의 치유효과에 대하여 인식하였다. 건강해지는 방법은 매일 아로마 목욕을 하고 향기 나는 마사지를 하는 것이며 향기 나는 훈증과 찜질을 처방하기도 하였다. 그의 처방가운데 가장 유명한 것은 멀, 시나몬과 캐시아로 만들어진 메갈리온(megaleion)으로 이집트인들의 카이피처럼 향수인 동시에 피부염증과 상처를 치료하는데 사용되었다. 질병이 초자연적인 힘에 의해서 발생한다는 이집트인들의 믿음을 처음으로 반박하고 증상에 대한 관찰과 판단을 통하여 질병의 자연적인 설명과정을 찾아내고자 하여 의학의 아버지라고 불리운다.

가벼운 물리요법, 목욕법, 펜넬(fennel), 파슬리(parsley), 하이페리큠(hypericum), 발레리안(valerian) 등의 허브 인퓨전을 마사지에 사용하거나 내복 하도록 하였다.

· 디오스코리데(Dioscorides)

여러 가지 허브의 치료적 특성에 대해 상세하게 기술한 약물학('De Materia Medica')을 썼다. 이 책은 페르시아어, 히브루어, 아랍어, 앵글로섹슨어 등 다른 언어로 번역 되었다.

로마인

로마인들은 향수사용에 매우 사치스러웠다. 로마인들은 세 가지 종류의 향수를 사용하였다. 고체연고인 'ladysmata', 향유인 'stymmata', 분말형태의 향수인 'diapasmata'로 로마인들은 모발과 의복, 그리고 침대에 방향처리를 하였으며 목욕 후에 마사지를 하는데 사용하였다.

로마제국이 몰락 후 대다수 로마의 의학자들은 갈렌(Galen), 히포크라테스(Hypocrites)와 디오스코리데(Dioscorides)의 저서를 가지고 콘스탄티노플로 도망을 쳤다. 이 방대한 그리스-로마의 연구들은 페르시아어, 아랍어과 다른 언어들로 번역되어 아랍계, 유럽으로 전해지는 동시에 어둠의 시기라고 불리 우는 중세로 접어들게 되었다.

증류술의 배경과 에센셜 오일의 등장

라틴어 이름인 아비세나(Avicena)로 더 잘 알려진 Ibn Sena는 아주 명성이 있고 뛰어난 의사이며 이슬람 - 아랍제국의 과학자이며 학자였다.

11세기 아비세나(Avicenna-A.D.980~A.D.1037)는 아로마 증기를 응축시키는 냉각코일을 발명하여 증류를 완성시켰으며 식물에 관한 많은 저서를 남겼다.

증류의 완성으로 인해 향수의 생산도 훨씬 쉬워졌으며 보관도 용이해졌다. 아랍과 페르시안, 그리고 터키는 유럽인들이 열망하는 아주 놀라운 향수를 만들어내는데 일인자가 되어가고 있었다. 아비세나에 의해 최초로 장미수도 만들어졌다.

중세시대

12세기, 독일의 대수녀원장인 힐데가르드(Hildegard)는 의료적인 목적으로 라벤더를 재배하고 증류하였으며 13세기에 들면서 제약산업이 탄생하게 된다.

14세기부터 유럽에는 흑사병이 유행하였는데 향수업자들은 천연 아로마의 지속적인 접촉으로 흑사병으로부터 무사할 수 있었다고 한다. 당시 유럽에서는 감염성이 있는 질병으로부터 보호하기 위해 거리 등에서 파인이나 로즈마리 등의 방향식물을 태웠다고 한다.

르네상스

고대를 재발견한 르네상스의 특징 중의 하나는 현대 약학, 화학 제약의 선구자라고 할 수 있는 연금술의 발달이었는데, 이 과정에서 증류는 중요한 부분이었으며 증류를 통해서 얻어진 에센셜 오일은 허브학자들과 약제사의 약전(materia medica)에 들어가게 되었다. 그로 인해 르네상스시대에는 집집마다 증류시설을 가지고 주부들은 약용식초, 와인, 가정상비약 그리고 허브와 향신료로부터 술을 증류하는 등 대중들이 쉽게 아로마오일을 사용할 수 있게 되었다.

프랑켄센스(frankincense), 쥬니퍼(juniper), 로즈(rose), 세이지(sage), 로즈마리(rosemary) 에센셜 오일 증류추출이 보편화되었다.

르네상스 이후 정유에 대한 연구, 실험의 결과들이 기록되기 시작하였으며 1470년과 1670년 사이의 기간 동안 다수의 허브와 이의 추출법, 약초치료법에 대한 많은 저서가 나왔다.

근대

16세기와 17세기의 과학혁명을 거쳐 물리학, 화학과 생물학, 의학에서의 중요한 발견으로 인간이 자연을 분석하고 조정할 수 있는 대상이 되기 시작하면서 '자연과의 하나됨'을 벗어나고 자연과의 조화를 파과하게 된다. 의학 역시 기술면에서 발전하게 되고 그 결과는 인간이 통합적인 존재라는 인식을 상실하게 되고 특히 19세기 파스퇴르에 의해서 감염성 질환의 요인인 병원균을 발견하면서 이러한 성향은 가속화되었다.

· 에센셜 오일의 합성

19세기 초반 화학자들은 처음으로 정유의 다양한 구성성분을 확인하고 제라니올(geraniol), 리나올(linalol)과 같은 특정한 이름을 붙이면서 이것이 에센셜 오일의 전부라고 생각하게 된다. 결과적으로 합성된 에센셜 오일을 만들고 식물의 가지고 있는 특정성분에 의한 치료적 특성만을 분리시켜서 이해하게 되면서 기존의 아로마테라피의 전인적 가치는 상실되게 된다.

향수 제조업과 증류산업은 유럽북부, 특히 프랑스의 그라스지방(grasse)을 중심으로 성공적으로 발전하고 있었다.

아로마테라피의 재탄생

현대 아로마테라피는 프랑스의 화학자인 르네 모리스 가타포세(R M Gattefosse)의 연구로 다시 태어나서 그 이후에 전 세계적으로 관심을 끌었다.

· 르네 모리스 가타포세(Rene Maurice Gattefosse, 1881-1950)

향수와 화장품에 대한 실험 연구를 진행한 화학자로 실험 도중 손에 화상을 입게 되었고 그 때 마침 바로 옆 테이블의 라벤더오일에 손을 담그게 된다.

놀랍게도 통증이 사라지고 치료과정이 매우 빠르다는 것을 알아낸 후 그는 정유의 치료적 특성을 연구하기 시작하였다. 오일의 잠재적 치유능력을 연구한 그는 에센셜 오일은 전체로 사용 시, 상호 시너지 효과에 의해 효과적이며 화학적 합성오일인 경우 효과가 상당히 떨어진다는 것을 발견하게 된다.

그는 처음으로 저서명(1928)으로 'Aromatherapie'라는 용어를 사용하여 단순 향수개념에서 치료목적으로 에센셜 오일의 사용을 구분하면서 과학적인 글과 책을 통해, 아로마테라피에 대한 많은 관심을 유발시켰다.

이러한 그의 연구는 동료이자 친구이며 파리에서 의사로 활동 중이던 장바네 (Jean Valnet)와 공유하게 된다.

· 장 바네(Dr Jean Valnet)

20세기 중반 프랑스의사 장바네(Dr Jean Valnet)는 천연 에센셜 오일의 감염성 병원균에 대한 치료적 특성을 연구하였다. 제2차 세계대전에 프랑스군으로 참전, 항생제 공급이 끊기자 이의 대체로 에센셜 오일을 사용하여 감염에 대한 놀라운 효과를 경험한다. 후에 심리병동에서 정신적으로 장애가 있는 환자들을 대상으로 에센셜 오일을 사용하기도 하였다.

그의 유일한 저서인 'Aromatherapie'는 1964년에 발간되었다(영어로 번역된 책이름은 The Practice of Aromatherapy).

· 폴벨리쉬(Dr. Paul Belaiche)와 장 클라우드 라파즈(Dr. Jean Claude Lapraz)

바네(Valnet')의 제자로 에센셜 오일세포의 산소공급 효과와 항바이러스성(antiviral), 항박테리아성(antibacterial), 방부효능(antiseptic)에 대하여 임상적 연구를 진행하였으며, 1978년 에센셜 오일의 유익한 효과에 대한 in-vitro 연구 임상적 적용결과는 오레가노, 타임, 클로브, 시나몬, 티트리(oregano, thyme, clove, cinnamon, tea-tree)가 충분한 항박테리아성과 항균성을 가지고 폭넓게 적용된다는 것이었다.

· 앙리 비아우(Henri Viaud)

아로마테라피가 기존 의학에서 서서히 받아들여짐에 따라, 앙리 비아우(Henri Viaud)는 정유의 순도에 대한 조건을 주장하였다. 정유가 의학적 사용에 적합하기 위해 충족해야 할 조건의 목록을 제시하였으며 이로 인해서 진짜 정유의 품질과 질에 대한 관심이 증가하였다. 이는 아로마테라피의 발전 과정의 가장 위대한 진보였다. 이때가 돼서야 몇몇 프랑스 생산업자들이 이들 요구에 따라서 순수한 100%정유를 제조하기 시작했으며 이때가 진정한 아로마테라피가 태어나는 순간이었다.

· 프랑콤과 다니엘(Pierre Franchomme, Daniel Penoel)

1990년대 프랑스의 메디칼 아로마테라피의 맥을 이으면서 메디칼 아로마테라피의 교과서라고 할 수 있는 'L'aromatherapie exactement'를 발간하였는데 이는 자연요법의 특성, 기질적인 특성에 기반을 둔 전인적 접근방식, 그리고 에센셜 오일의 화학적 지식을 결합하여 메디칼아로마테라피의 고전이란 평을 받았다.

프랑스 메디칼 아로마테라피의 계보는 가타포세 - 장 바넷 - 벨리쉬 - 비아우드 - 프랑콤과 페노엘로 이어져 내려오면서 프랑스에서는 의사들만이 아로마테라피스트나 피토테라피스트의 자격을 부여받아 주로 감염질환에 적용, 진단하고 에센셜 오일을 처방하고 보험지급을 요구할 수 있다.

마가렛 모리(Marguerite Maury, 1895-1968)

1950년 마가렛 모리여사는 생화학자이며 미용인으로서 장바네를 비롯한 많은 프랑스의 아로마테라피스트로부터 사사를 받는다.

모리여사는 아름다움은 그 사람의 내면의 생명력과 건강에서 비롯된다는 신념을 바탕으로 고객들의 개인적인 기질과 성격에 따른 개별적인 아로마테라피 처방을 하였다.

아로마테라피의 대중화를 위해 외부적으로 적용하는 방법에 대해 연구한 결과 아로마테라피 마사지의 개념을 도입하게 되었다. 그녀는 미용인과 마사지 테라피스트들에게 그녀의 아로마테라피를 알렸으며 후반기 영국으로 이주하여 그녀의 작업은 1970년대와 1980년대 많은 이들에게 전승되었다.

로버트 티서랜드(Rober Tis serand), 페트리카 데이비스(Patrica Davis), 셜리 프라이스(Shirly Price), 발레리 앤 워우드(Valerie Ann Worwood) 등에게로 이어져오고 있다.

오늘날의 아로마테라피

영국과 미국, 호주에서는 임상 아로마테라피 직업이 전통적으로 자연요법과 전인적 관점에 근거하여 에센셜 오일의 약리학적 지식에 대한 교육을 바탕으로 하여 이루어지고 있다. 하지만 그 사용이 외용에 국한되어 주로 마사지를 통하여 적용하도록 하고 있다. 즉 건강, 몸의 활력, 마음과 정신을 증진시키기 위해 호흡, 목욕습포, 국부적인 이용, 마사지를 통해 정유를 사용하는 것으로 규정되고 있으며, 프랑스에서는 의학 약학적인 관점에서 정유를 다루는데 아로마테라피를 따로 분리하지 않고 약초학(phyto the rapy)에 포함시켜 의사나 약사들에 의해서만 사용될 수 있도록 하고 있다. 미국은 영국식 아로마테라피가 확산되고 있으며 일부대학에서는 정규과목으로 다루기도 하고 있다. 캐나다, 호주, 뉴질랜드 등 영 연방국에서는 영국식 아로마테라피가 우리나라, 일본에서는 영국식과 의약학적인 접근이 같이 이루어지고 있다.

4. 아로마테라피의 영역

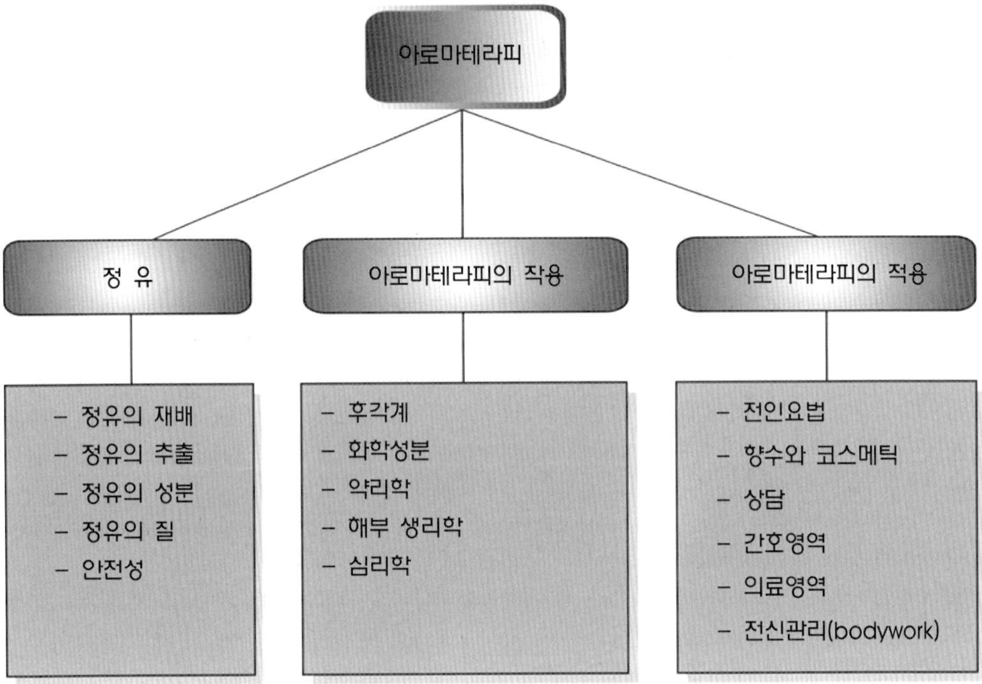

그림 1-3. 아로마테라피의 영역

1) 전인적 아로마테라피(Holistic Aromatherpy)

건강, 몸의 활력, 마음과 정신을 증진시키기 위해 호흡, 목욕, 습포, 국부적인 이용, 마사지를 통해 정유를 사용하는 것으로 몸과 마음, 정신적인 영역을 모두 다루는 아로마테라피이다.

2) 코스메틱 아로마테라피 (Cosmetic aromatherapy, Esthetic aromatherapy)

코스메틱아로마테라피는 에센셜 오일을 얼굴, 피부 전신, 그리고 두발관리용 제품에 사용하는 것이다. 에센셜 오일은 토닝, 클렌징, 탈지, 보습효과가 있어서 다양한 피부관리나 헤어용 제품, 스파관리에도 사용된다.

3) 심리적인 아로마테라피 (aromacology, Psychological aroma therapy)

아로마콜로지는 웰빙의 심리학적인 측면을 향상시키기 위해서 특정한 에센셜 오일을 사용하는 것이다. 스트레스 이완과 긴장 이완, 작업성과의 향상과 기분의 상승, 우울감의 해소, 기억의 강화 그리고 자신의 이미지와 성적매력을 향상시키는 것 등에 주로 사용한다.

4) 아로마테라피 마사지(aromatherapy massage)

피부미용에 적용시키는 효과적인 방법

마사지는 터치(touch)의 치료적 효능과 오일의 특성이 결합된 형태이기 때문이다.

아로마테라피 마사지의 효과 = 마사지의 효과 + 에센셜오일의 효과

아로마테라피에 사용되는 마사지는

- 스웨디쉬 마사지(swedish massage) : 에센셜오일의 흡수, 경직된 조직의 이완, 혈액 순환 등 주로 쓰다듬기 동작의 사용.
- 경락, 반사 마사지(acupresseure reflexology) : 인체의 에너지 흐름을 원활히 하여 내적 건강과 미용과의 상승효과 유도.
- 림프마사지(Lymphatic massage) : 노폐물 배설에 효과적인 마사지 등을 들 수 있다.

5) 메디칼 아로마테라피(medical & clinical aromatherapy)

아로마톨로지(Aromatology)는 아로마테라피의 한 형태로 주 에센셜 오일의 내복에 초점을 둔 아로마테라피이다. 이 방법은 식물치료의 일환으로 특히 프랑스에서 사용되고 있다.

- 의료목적 : 의사의 지시에 따라 정유를 내복과 좌약 또는 습포의 형태로 사용하고 병 치료를 위해 사용된다.
- 보완의료 : 의료시설 내에서 주로 아로마테라피를 교육받은 간호사나 의료종사자가 환자의 불안·정신적 고통의 완화, 통증완화, 치유력 향상, 병원 내 위생 등을 목적으로 사용하고 있다.

아로마테라피의 개요

- 아로마테라피는 전인적인 치유분야이다.
- 아로마테라피는 에센셜 오일을 치유매개체로 사용한다.
- 아로마테라피는 허브의학의 특정 분야이다.
- 아로마테라피는 자연요법(의학)의 한 부분이다.
- 아로마테라피는 에너지의 의학이다.
- 아로마테라피는 보완의학 분야이다.

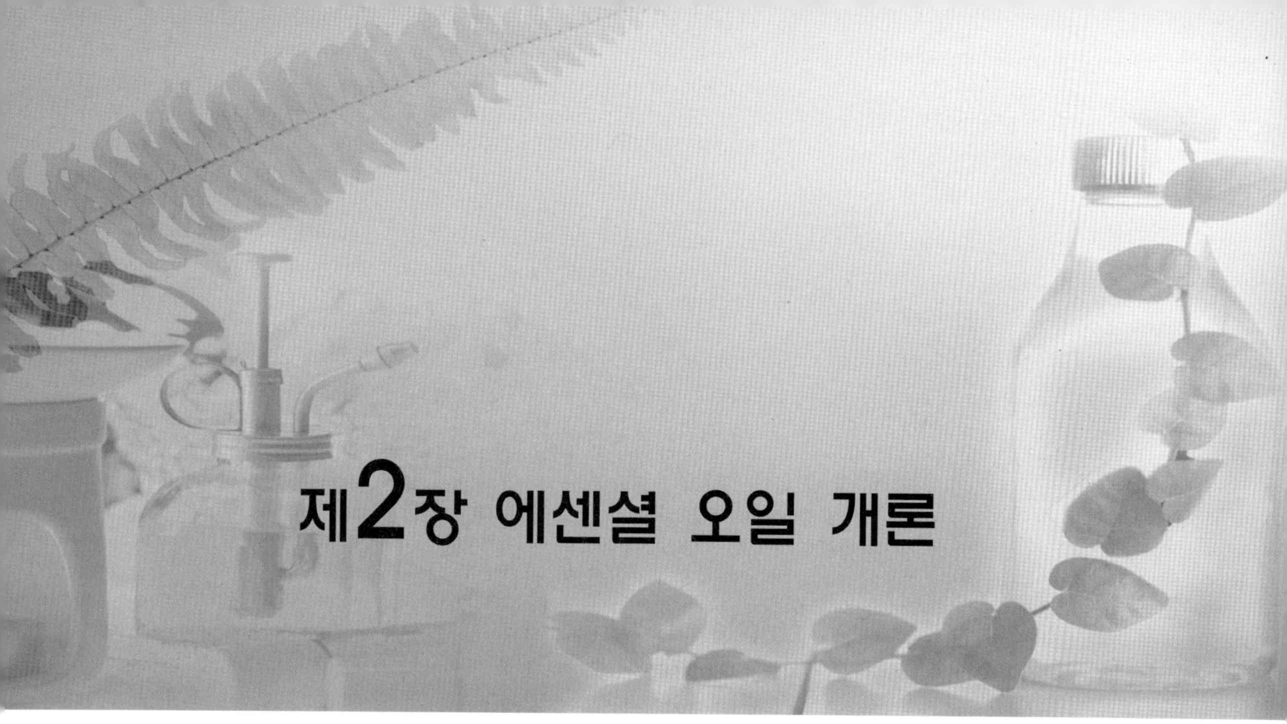

제2장 에센셜 오일 개론

1. 에센셜 오일(정유)이란?

정유(essentila oil)란 식물의 특성에 따라 방향 식물의 꽃, 잎, 줄기, 열매, 뿌리 등 각기 다양한 부위로부터 증류 또는 압착 추출한 100% 순수한 천연 오일을 말하며 휘발성이 강하고 그들 특유의 향과 효능을 가지고 있다.

에센셜 오일은 식물의 대사과정 중에 만들어지는 식물의 생체성분(Vital elemets)으로 식물의 세포조직내외에 자신만의 독특한 향을 발산하는 분비구조를 가진다. 분비구조는 식물에 따라 꽃잎, 잎, 줄기, 나무, 꽃, 봉우리, 열매대, 솔방울, 나무껍질, 과일껍질, 씨, 이끼 등의 식물마다 다르게 분포되어 식물의 거의 모든 부위에서 에센셜 오일을 얻을 수 있다.

에센셜 오일의 특성

에센셜 오일은 휘발성의 향기를 가지며 자외선, 열, 산소, 습기에 의해 변하며 물에는 용해되지 않는 물리적 특성을 가진다.

- **유기화합물 - 복합체**

에센셜오일은 매우 복잡한 유기화합물이다. 단일오일은 백 여 가지의 화학적 성분으로 구성되며 이로 인해 다양한 효과를 발휘한다.

- **시너지(synergy)작용**

에센셜 오일은 단순히 각 부분 성분들을 모아 놓은 것 이상의 성질을 가지고 있다. 그러므로 합성된 오일은 효능이 떨어진다.

- **억제 작용(quenching)**

에센셜 오일을 구성하는 각각의 성분들이 서로 부작용을 보완하여 막아준다.

- **휘발성**

에센셜 오일 각각은 나름대로의 1~100정도까지 다양한 휘발성을 가지고 있다.
1의 휘발성을 가진 오일은 매우 빠르게 휘발한다.

- **액체상태**

에센셜 오일의 대부분은 액상이나 반액상, 고체상태의 것도 있다. 오일보다는 물에 가까운 정도의 농도를 지닌다. 베티버(vetiver) 등의 특정의 오일인 경우 매우 점성이 강한 경우도 있다.

- **무색**

일반적으로 투명한 편이다.
예외ex) 로즈rose(약간 노르스름하다),
저먼 카모마일German chamomile(어두운 푸른색),
버가못bergamot(약간 그린),
패츌리Patchouli(갈색, 호박색).

- **지용성, 알콜 용해성**

에센셜 오일은 지용성으로 알코올, 에테르, 식물성 오일에 녹으나 물에는 녹지 않는다.

- **항박테리아성**

대부분의 정유는 항박테리아성이다.

- **고농축**

에센셜 오일은 원액 사용 시 피부의 자극이 있을 수 있다.

- **흡수성**

분자가 작아서 피부를 통해 쉽게 흡수되며 흡입을 통해서 혈액내로 쉽게 흡수된다. 피부를 통한 흡수시간은 20~70분 정도이며 개개인별로 차이가 있을 수 있다.

· **가연성**

에센셜 오일은 가연성이 높기 때문에 불과 가까운 곳에서 사용하는 것은 바람직하지 않다.

· **어댑토겐**

주위 환경으로부터 오는 각종 유해 작용인, 각종 스트레스 등에 대해 방어능력을 증가시켜 생체가 보다 쉽게 적응하도록 하는 능력이 있다.

· **방향성**

에센셜 오일은 고유의 향을 가지고 있으며 후각을 자극하여 신체적, 심리적 효과를 발휘한다.

· **생리활성 물질**

우리 인체의 흡수 및 적용이 용이하다.

2. 에센셜 오일의 생성

1) 에센셜 오일의 생성

에센셜오일은 방향식물의 분비선(glands)이나 잎맥(veins), 유낭(sac)과 선모(glandular hair)에서 얻을 수 있다. 식물 잎의 표면의 털끝(glandular hair) 혹은 세포내의 작은 오일주머니나 오일관 등에 들어 있는 작은 물방울 같은 분자이다.

평균적으로 방향성 식물에서는 1~2%정도 함유되어 있으며 오일 분자를 현미경으로 확인할 수 있다(그림 2-1 참조).

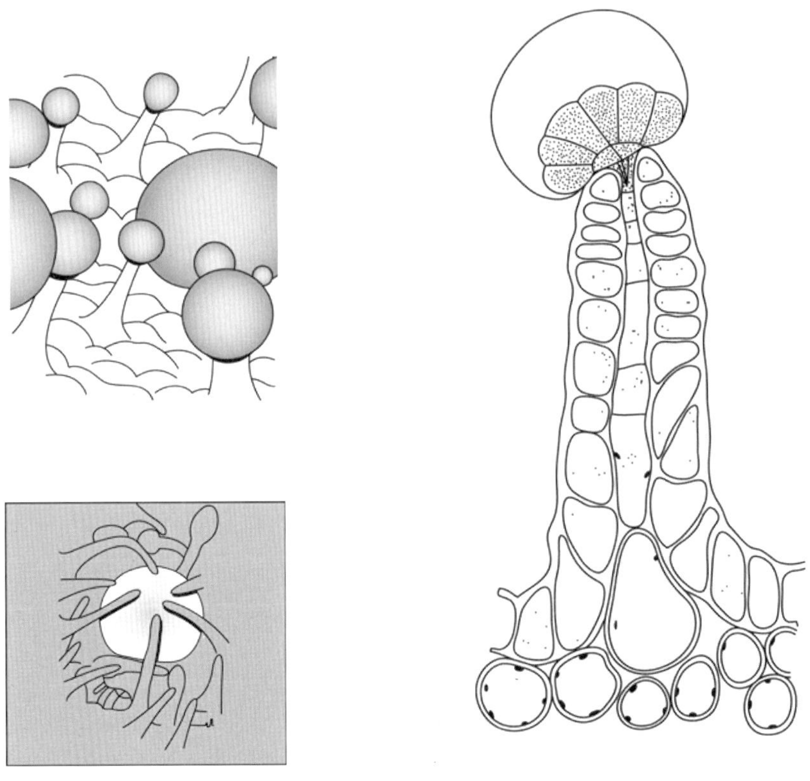

그림 2-1. 잎의 표면의 에센셜 오일 분비구조 - 트라이콤(Trichome)

트라이콤 Trichome (plant hair)

· 중요한 오일을 가지고 있는 구조
· 초식동물로부터 보호, 가루받이 과정의 길잡이
· 잎의 온도, 수분손실, 염분의 저장과 배출에 관여
· 곤충들이 잎의 표면에 앉거나 걷거나 알을 낳거나 씹어 먹지 못하도록 함
· 에센셜 오일과 2차 대사물들은 식물조직을 쓰게 하거나 맛없게 한다.
· 강한 자외선으로부터 보호
· 밀집된 trichome은 공기의 움직임을 적게 만들어 수분이 기공을 통하여 증발되는 것을 좀 더 머무르게 해준다. 공기의 흐름에 의해서 빨리 증발되지 않도록 한다.
· 식충식물의 trichome은 잡힌 곤충을 소화하기 위한 소화효소를 분비한다.
· 쐐기풀의 trichome은 통증을 유발하는 자극적인 화학성분을 함유하고 있다.

에센셜 오일은 2차대사의 산물

· 1차대사는 식물이 성장하고 생명을 유지하는데 꼭 필요한 대사과정이고, 2차대사는 식물의 생장이나 분화에 직접적인 영향을 미치지 않지만 다양한 기능을 한다.
· 2차대사는 식물이 스트레스를 받거나 1차대사의 실패위험을 느낄 때 만들어낸다.
· 2차대사 생성물 종류는 에센셜 오일(essential oil)외에 알카로이드(alkaloids), 검(gums), 사포닌(saponins), 스테로이드(steroid), 탄닌(tannins) 등이 있다.

식물이 에센셜 오일을 만드는 이유

에센셜 오일은 식물의 대사과정에서 매우 중요하고 다양한 역할을 한다. 에센셜 오일은 외부로는 이로운 곤충을 끌어들이고 해로운 미생물로부터 식물을 방어한다. 식물내부에서는 식물의 성장과 생식작용에 관여하며 스트레스와 이에 대항하는 자기 방어적인 반응을 한다. 또한 정유는 식물이 신호를 주고받으며 서로 교신하는 일이 가능하게 한다. 식물이 열과 냉기 등의 외부환경에 알맞게 반응할 수 있는 기능도 가지고 있다.

· 수정작용을 돕는다.
· 초식동물의 공격을 막기 위해서이다.

· 박테리아 곰팡이 다른 미생물의 공격을 방어하기 위해서이다.
· 식물자체의 상처치유나 에너지 비축수단으로 쓰기 위해서이다.
침엽수나 수지 등은 나무의 껍질이 손상 받았을 경우에 분비 하여 상처치유를 돕는다.
· 타감작용을 발해 자기 자신의 공간을 얻기 위해서이다.
· 탈수를 방지하여 건조한 기후에도 생존할 수 있도록 만들어진다.
온도가 높고 건조한 지중해 지역에서는 세이지(sage), 타임(thyme), 로즈마리(rose mary), 오레가노(oregano)는 에센셜 오일방출로 잎의 코팅 막의 형성, 수분손실을 방지한다.

천연 식물성분에서 유래

· 에센셜 오일은 식물이 신진대사의 최종 산물이거나 아니면 식물 대사의 부산물이다.
· 식물에서 생성되어서 식물 안의 특정한 세포에 저장된다.
· 증류에 의해서 추출되며 지용성이다.
· 식물의 다양한 기관들이 에센셜 오일을 생성하고 보관한다.

2) 에센셜 오일 분비 구조

에센셜 오일은 식물내의 한 부분이나 여러 부분 등 다양한 곳에서 합성되어 자기만의 공간에 저장되어 있다. 이러한 공간들은 식물 잎의 표면이나 점액 등을 분비하는 털(hair) 혹은 식물내의 주머니 혹은 관 등으로 다양하며 에센셜 오일은 이러한 공간에 들어 있는 아주 작은 물방울 같은 분자라고 할 수 있다.

식물이 정유를 만들고 저장하는 특별한 구조로는 식물의 특성에 따라서 각각 다르다. 오일이 함유된 세포구조로 예를 들어 타임, 마죠람, 세이보리, 로즈마리, 세이지 같은 광대나물과(Lamiaceae)식물들은 잎의 가장 바깥 세포층(표피)에 과립성 털(glandular hair - 선모)이 많이 분포되어 있으며 주로 이들 세포에 정유나 수지가 저장되어 있다.

펜넬, 코리안더, 셀러리 같은 산형과(Umbelliferae)식물들은 오일관이나 오일이 나오는 구멍(분비 강)에 오일이 함유되어 있다. 이들 식물들은 상처를 입거나 잘리게 되면, 식물 조직 내에서 상당한 양의 수지가 나올 수 있다. 프랑킨센스 역시 상처를 입거나 잘리면, 식물 조직에서 상당한 양의 수지가 나온다. 감귤류는 껍질에 오일함유세포를 가지고 있다.

· 단일세포구조(Single celll structure) : 진저, 너트멕
· 분비 강(Secretory cavities) : 시트러스, 유칼립투스
· 관(Ducts) : 펜넬, 카모마일, 파인
· 분비모(Glandular trichomes, hairs) : 라벤더, 페퍼민트, 오레가노
· 표피세포(Epidemal cells) : 로즈, 자스민

3. 에센셜 오일의 형태학적 분류(추출부위에 따른 오일의 특성)

에센셜 오일은 식물의 종류에 따라서 뿌리, 줄기, 잎, 꽃 속에 각각 비밀스런 분비 및 저장 공간을 가지고 있다. 페퍼민트와 클라리 세이지오일은 잎 표면에 존재하는 분비선(glandular hair)속에서 발견된다. 로즈 오일은 꽃잎의 표면에서 추출되고, 오렌지는 꽃, 잎, 열매의 껍질에서 각각 추출된다. 펜넬, 코리앤더 등 식물들은 씨에 에센셜 오일을 담고 있다. 샌달우드(sandalwood)는 나무에서, 주니퍼 베리는 열매에서 그리고 계피유(cinnamon)는 나무껍질에서 추출한다. 안젤리카(Angelica)와 베티버(vetiever)는 뿌리에서 얻어진다. 태라곤(tarragon), 타임(thyme), 레몬그래스(lemongrss), 시트로넬라(citronella) 같은 허브나 풀에서도 나올 수 있고, 소나무(pine), 사이프러스(cypress)의 침엽이나 가지에서도 얻을 수도 있고, 갈바눔(galbanum), 멀(myrrh), 프랑킨센스(frankincense)는 수지에서 얻어진다. 이렇게 식물의 추출부위별로 생성되는 오일이 다양하다.

식물추출부위별 에센셜 오일의 효능

식물의 잎, 꽃, 줄기의 해부학적 구조를 인체에 적용할 경우 같은 해부학적 구조에 대하여 유사한 생리적 기능을 갖는다.

예를 들어 식물에 있어서 잎이 호흡작용을 하므로 잎에서 추출한 오일은 호흡기의 증상에 효과적이며 식물의 꽃은 식물의 수정을 도와주는 역할을 하므로 꽃 부위에서 추출한 오일은 생식기 증상에 효과적이다.

또한, 감귤류 과일 껍질 오일은 과일의 상큼함으로 기분전환에 도움을 주며 식물에서 뿌리는 수분과 영양분을 저장하고 식물전체로 에너지를 전달하므로 인체에서도 원기회복이나 정신적 강화 효과가 있다.

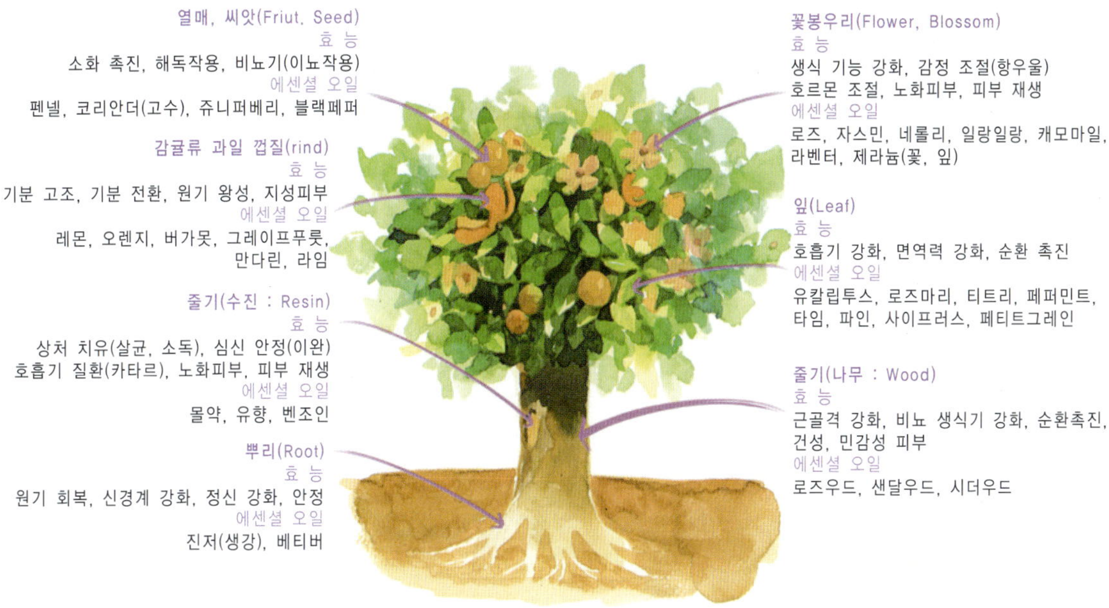

그림 2-2. 식물부위별 에센셜 오일의 연관관계

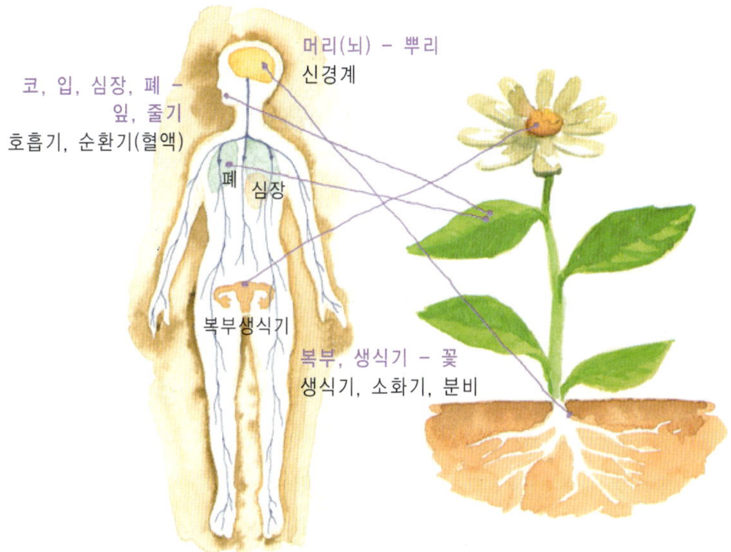

그림 2-3. 식물과 인체의 형태관계

참고 : Rudolph Steiner의 "human Being"

표 2-1. 식물부위별 에센셜 오일의 특성

식물 부위	효능	에센셜 오일
꽃(Flower, Blossom)	생식 기능 강화, 호르몬 조절 감정 조절(항우울), 감성적인 지지, 정서적인 에너지 피부 : 노화, 재생	로즈, 쟈스민, 네롤리, 일랑일랑, 캐모마일, 라벤더, 제라니움(꽃, 잎)
열매, 씨앗 (Seed, Fruit)	소화 촉진, 비뇨기(이뇨작용) 해독작용	펜넬, 코리안더(고수), 쥬니퍼베리, 블렉페퍼
감귤류 과일 껍질(rind)	기분 고조, 중추신경계 진정, 최면, 기분 전환, 세정, 원기 왕성 피부 : 지성	레몬, 오렌지, 버가못, 그레이프프룻, 만다린, 라임
잎(Leaf)	호흡기 강화, 면역력 강화 순환 촉진, 신진대사와 균형, 에너지의 흐름촉진	유칼립투스, 로즈마리, 티트리, 페퍼민트, 타임, 파인, 사이프러스, 페티트그레인
나무 (wood)	근골격 강화, 순환계 강화, 비뇨 생식기 강화, 내분비계 기능 조절 피부 : 건성, 민감성	샌달우드, 로즈우드, 시더우드
수지 (Resin)	상처 치유(살균, 소독), 심신 안정(이완), 호흡기 질환(카타르) 피부 : 보습, 노화	몰약(Myrrh), 유향(Frankincense), 벤조인(Benzoin)
뿌리(Root)	원기 회복, 신경계 질환, 정신 강화, 안정, 따스함	진저(생강), 베티버

추출부위별 다른 명칭과 향

또한 아로마 식물은 한 식물에서 한 가지 에센셜 오일만 얻어지는 것은 아니다. 예를 들어 오렌지나무에는 오렌지 나무와 꽃, 잎이 달려 있다. 이 각각의 부위에서 각기 다른 에센셜 오일을 만들 수 있다. 오렌지 열매에서는 오렌지 오일이 얻어지고, 오렌지 꽃에서는 네롤리 오일이, 잎에서는 페티그레인 오일을 얻을 수 있다. 이들은 각기 다른 향과 다른 치료적 특성을 가지므로 각각의 에센셜 오일 이름을 가진다.

예를 들어 오렌지 껍질에서 추출한 에센셜 오일은 프레시 오렌지 자체를 떠오르게 하는 향이다. 한편 같은 오렌지라도 꽃잎에서 오일을 추출한 네놀리는 과일이라기보다는 플로랄 향이 나고, 잎과 가지에서 추출한 페티그레인은 수목계의 향이 난다. 이와 같이 한마디로 '오렌지에서 추출한 에센셜 오일'이라고 해도, 그 식물의 어느 부위에서 추출했는지에 따라 향이 달라지고 그 효능에도 차이를 보인다.

· 꽃 - 네롤리 오일.
· 가지 - 페티그레인 오일.
· 과일 껍질 - 오렌지 오일.

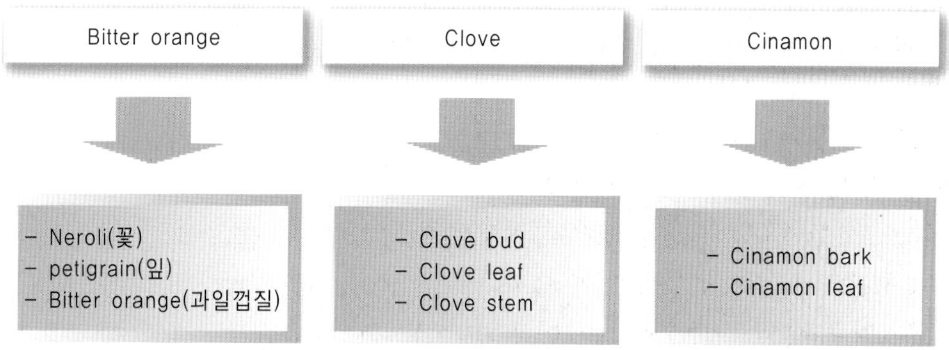

그림 2-4. 같은 식물에서 추출되는 각기 다른 오일들

에센셜 오일의 추출정도

인체에 사용 가능한 에센셜 오일은 약 300여종 이상이 있으며, 그 중 약 60여종의 오일을 사용한다. 이러한 정유는 개별적으로 쓰일 수도 있고 목적에 따라 2~3종류를 혼합해서 사용할 수도 있다. 모든 에센셜 오일은 소독 및 방부 효과가 뛰어나며 100% 순수 자연성분으로 생명력을 가지고 있으나, 식물에서 추출되는 정유의 양은 전체 식

물의 양에 비해 극히 미량이다.

식물은 일반적으로 0.01~10% 정도의 에센셜 오일을 가지고 있으며 평균적으로 1~2% 정도의 에센셜 오일을 아로마 식물에서 얻을 수 있다. 또한 아로마 식물에서 얻은 에센셜 오일은 사람의 지문이 모두 다른 것처럼 다른 성분들로 구성되어 있다. 또한 오일이 추출되는 부위에 따라서 식물이 함유하는 오일의 비율 역시 다르다.

에센셜 오일의 가격

추출법과 희귀성에 의해 가격 차이가 난다. 멜리사, 네롤리, 자스민, 로즈, 카모마일과 같은 오일들이 최상위 고가오일이며 샌달우드·프랑킨센스·멀 같은 약간 상위가격의 오일, 라벤더·제라늄 같은 중저가 오일, 레몬·오렌지 스위트 등의 감귤류의 저가오일 등으로 다양하다. 이는 오일의 함유량, 추출정도와도 관계가 있다(표 2-2).

표 2-2. 정유의 추출정도

에센셜 오일	추출정도
저먼카모마일	0.2~0.4%
클로브잎	2.0~3.0%
유칼립투스	10% 까지
에버래스팅	0.07~0.09%
그레이프룻	0.05~0.1%
자스민	0.2% 이하
네롤리	0.08~0.1%
로즈	0.02~0.5%

참고 : Battaglia, salvatore의 The complete Guide to Aromatherapy

에센셜 오일은 꽃잎보다는 잎에서 추출되는 양이 많으므로 로즈오일이 훨씬 고가이다. 유기농법으로 재배한 식물에서 얻은 오일이 가격 면에서는 조금 비싼 편이다. 식물에서 정유의 품질과 생산에 영향을 주는 다른 요인은 식물이 자란 상이한 토양조건과 상이한 나라의 기후의 변화이다. 예를 들어 불란서 쟈스민(jasmine), 영국 라벤다(lavender)는 그 종류에서 가장 값비싼 오일이다.

그러므로 우리는 생산되는 정유의 가격은 식물의 품질에 직접적으로 비례할 뿐 아니라 식물 속에 존재하는 오일 생산의 양과도 관계가 되는 것을 알 수 있다.

4. 에센셜 오일의 식물학적 분류(Plant Family)

1) 일반명과 학명

모든 식물은 현대 분류학의 아버지로 불리는 스웨덴의 위대한 식물학자 칼 린네 Carl Linne(1707-1778)의 식물 분류법에 의거하여 이름을 정하고 있는데 식물을 크게 7단계로 분류하고 - 계 界(kingdom) 〉 문 門(division) 〉 강 綱(class) 〉 목 目(order) 〉 과 科(family) 〉 속 屬(genius) 〉 종 種(species)을 나누고 식물을 명명하는 이명법 二名法을 채택한 것이다. 이를 학명(Latin name)이라고 한다. 학명은 라틴어로 이탤릭체로 쓰며, 앞의 속명의 첫 글자는 대문자로, 뒤의 종소명은 소문자로 쓴다. 예를 들면 저먼 카모마일은 아로마테라피에 있어서 일반 이름(common name)이며 학명으로는 Matricaria(속명), chamomilla(종명)이 되며 로만 카모마일의 학명은 Anethemis nobilis가 된다.

분류단계 : 종 〈 속 〈 과 〈 목 〈 강 〈 문 〈 계

모든 식물은 학명(라틴이름)을 갖고 있고 그 이름은 항상 2part로 나뉜다. 1번째 쓰인 것은 속명으로 항상 명사, 단수, 대문자로 쓰고 2번째 쓰인 것은 종명으로 소문자로 쓰고 이탤릭체로 쓴다(표 2-3 참조).

· 예) Lavandula angustifolia

(속명) (종명)

우리이름처럼 · 예) 이(속명), 미영(종명)으로 쓰고 가족의 또 다른 사람은 이(속명), 성무(종명)로 밀접한 관계에 (가족은 유전자가 비슷하듯) 식물들의 '속'으로 묶여지고 그 가운데서 서로 각각 생김새가 달라진다.

그러므로 예를 들어 Lavandula라는 속명에 묶여진 여러 종들을 쓸 때는 속명을 빼고 쓰지 않도록 한다. 또한 속명은 첫 자의 대문자만을 줄여서 쓸 수 있다.

· 예) (L. latifolia) (L. x intermedia)

(속명) (종명)

Lavender True	Lavandula angustifolia
Lavender Spike	Lavandula latifolia
Lavandin	Lavandula x intermedia

학명을 사용하는 이유

예를 들어 전 세계에 걸쳐 수백 가지 다른 품종의 유칼립투스가 있고, 저마다 다른 정유가 나온다. 이들 품종 각각은 화학 조성이 다르며, 그에 따라 아로마테라피에서 쓰임새가 다르므로 학명으로 이를 구분할 필요가 있다.

- 유칼립투스 라디아타는 터펜 알코올 함량이 많아 항바이러스 작용이 뛰어나며 호흡기 상부에 사용한다.
- 유칼립투스 다이브스는 케톤을 함유하기 때문에 점액제거에 뛰어나다.

이런 예들은 아로마테라피에서 에센셜 오일을 적절하게 쓰기 위해서는 정확한 식물학적 이름의 확인이 중요하다는 것을 보여준다.

두 가지 대표적인 카모마일인 저먼 카모마일과 로만 카모마일 사이에도 큰 차이가 있다. 저먼 카모마일 오일은 카마줄렌을 함유하고 있어 강한 항염증 효과가 있는 반면, 로만 카모마일 오일은 일차적으로 경련이나 통증을 완화 시켜주는 특징이 더 크다.

카모마일이라고만 하면 카모마일 로만 인지 카모마일 저먼인지 구분이 되지 않으므로 학명의 표기가 필요하며 전문적인 아로마테라피스트는 학명이 표기된 에센셜오일을 선택해야 한다.

화학적 유형(케모타입)

식물분류상 같은 하나의 종이지만 식물이 성장하는 데는 강우량과 일조량, 토양의 상태, 해발과 포식동물의 종류 등과 같은 환경적인 면에 의해 그 화학적 조성이 달라지고 이로 인해 치유적 특성 역시 영향을 받게 되는 경우를 화학적 다형성이라고 부르고, 특징적인 성분을 식물의 이름에 붙이는데 화학유형(chemotypes)이라고 한다. 대표적인 예로 로즈마리와 타임을 들 수 있다. Chemotype : ‘ct’로 표기한다. ct뒤에 주요 성분을 표기한다.

타임(*Thymus vulgaris*)

해발이 낮은 곳에서 재배된 타임(Thymus vulgaris)은 페놀을 다량 포함하고 있다. 해발이 높은 곳에서 재배된 타임(Thymus vulgaris)은 알코올을 다량 포함하고 있다. 해발이 낮은 곳에서는 해충 등으로부터 보호하기 위해 보다 강력한 성분의 분비가 필요하기 때문이다.

- 타임 티몰(Thymus vulgaris ct thymol) : 강한 항감염제이나 피부 자극이 심함.
- 타임 리날롤(Thymus vulgaris ct linalool) : 강한 방부성이 있지만 피부에는 순함. 피부 트러블에 우수. 아로마테라피에서 선호.

로즈마리(*Rosmarinus officinalis*)

- 로즈마리 캠퍼(Rosmarinus offcinalis ct. camphor) : 근육신경계. 신경성 긴장 완화.
- 로즈마리 시네올(Rosmarinus offcinalis ct. cineol) : 카타르, 실내 방향용.
- 로즈마리 버베논(Rosmarinus offcinalis ct. verbenone) : 세포 재생 효과로 스킨케어에 필수.

바질(*Ocimum basilicum*)

- 바질 리나룰(Ocimum basilicum ct. linalol fenchol) : 방부효과.
- 바질 메틸 카비톨(Ocimum basilicum ct. methyl chavicol) : 항염효과.
- 바질 유게놀(Ociumum basilicum ct. eugenol) : 항염, 통증완화효과.

표 2-3. 에센셜 오일의 일반명과 학명

일반명순		학명순	
일반명 COMMON NAME	학명 LATIN NAME	학명 LATIN NAME	일반명 COMMON NAME
Angelica Root	Angelica archangelica	Abies alba	Fir Needle
Anise	Pimpinella anisum	Achillea millefolium	Yarrow
Balsam(Peru)	Myroxylon pereirae	Anethum graveolens	Dill
Basil	Ocimum basilicum	Angelica archangelica	Angelica Root
Bay	Pimenta racemosa	Aniba roseodora	Bois-de-rose
Bay Laurel	Laurus Nobilis		& Rosewood
Benzoin	Styrax tonkinensis	Anthemis nobilis	Chamomile, Roman
Bergamot	Citrus bergamia	Backhousia citriodora	Myrtle, Lemon
Bergamot Mint	Mentha Citrata	Boronia megastigma	Boronia
Bois-de-rose	Aniba roseodora	Boswellia carterii	Frankincense
Boronia	Boronia megastigma	Cananga odorata	Ylang Ylang
Cajeput	Melaleuca leucadendron	Canarium luzonicum	Elemi
Cardamum	Elettaria cardamomum	Cedrus atlantica	Cedarwood (Atlas)
Carrot Seed	Daucus carota	Cinnamomum zeylanicum	Cinnamon
Cedarwood (Atlas)	Cedrus atlantica	Citrus aurantifolia	Lime
Cedarwood (Virginian)	Juniperus virginiana	Citrus aurantium	Neroli
Chamomile (German)	Matricaria chamomilla	Citrus aurantium	Orange(Bitter)

Chamomile (Roman)	Anthemis nobilis	Citrus aurantium	Petitgrain
Cinnamon	Cinnamomum zeylanicum	Citrus bergamia	Bergamot
Citronella	Cymbopogon nardus	Citrus limon	Lemon
Clary Sage	Salvia sclarea	Citrus paradisi	Grapefruit
Clove Bud	Eugenia caryophyllata	Citrus reticulata	Mandarin
Coriander	Coriandrum sativum	Citrus reticulata	Tangerine
Cypress	Cupressus sempervirens	Citrus sinensis	Orange (Sweet)
Dill	Anethum graveolens	Commiphora myrrha	Myrrh
Elemi	Canarium luzonicum	Coriandrum sativum	Coriander
Eucalyptus	Eucalyptus globulus	Cupressus sempervirens	Cypress
Eucalyptus (Lemon)	Eucalyptus citriodora	Cymbopogon citratus	Lemongrass
Eucalyptus (Radiata)	Eucalyptus radiata	Cymbopogon martini	Palmarosa
Everlasting	Helichrysum angustifolium	Cymbopogon nardus	Citronella
Fennel	Foeniculum vulgare	Daucus carota	Carrot Seed
Fir Needle	Abies alba	Elettaria cardamomum	Cardamum
Frankincense	Boswellia carterii	Eucalyptus citriodora	Eucalyptus (Lemon)
Galbanum	Ferula galbaniflua	Eucalyptus globulus	Eucalyptus
Geranium	Pelargonium graveolens	Eucalyptus radiata	Eucalyptus (Radiata)

Geranium(Rose)	Pelargonium roseum	Eugenia caryophyllata	Clove Bud
Ginger	Zingiber officinale	Ferula galbaniflua	Galbanum
Grapefruit	Citrus paradisi	Foeniculum vulgare	Fennel
Hyssop	Hyssopus officinalis	Helichrysum angustifolium	Everlasting
Immortelle	Helichrysum angustifolium	Helichrysum angustifolium	Immortelle
Jasmine	Jasminum officinalis	Hyssopus officinalis	Hyssop
Juniper Berry	Juniperus communis	Jasminum officinalis	Jasmine
Kanuka	Leptospermum ericoides	Juniperus communis	Juniper Berry
Lavender	Lavendula officinalis	Juniperus virginiana	Cedarwood (Virginian)
Lavendin	Lavandula hybrida	Laurus Nobilis	Bay Laurel
Lemon	Citrus limon	Lavandula hybrida	Lavendin
Lemongrass	Cymbopogon citratus	Lavendula officinalis	Lavender
Lime	Citrus aurantifolia	Leptospermum coparium	Manuka
Linden Blossom	Tilia vulgaris	Leptospermum ericoides	Kanuka
Mandarin	Citrus reticulata	Leptospermum petersonii	Tea Tree (Lemon)
Manuka	Leptospermum coparium	Leptospermum scoparium	Tea Tree (NewZealand)
Marjoram	Origanum majorana	Litsea cubeba	May Chang
May Chang	Litsea cubeba	Matricaria chamomilla	Chamomile (German)

Myrrh	Commiphora myrrha	Melaleuca alternifolia	Tea Tree
Myrtle	Myrtus communis	Melaleuca leucadendron	Cajeput
Myrtle(Lemon)	Backhousia citriodora	Melaleuca quinquenervia	Niaouli
Neroli	Citrus aurantium	Mentha Citrata	Bergamot(Mint)
Niaouli	Melaleuca quinquenervia	Mentha piperita	Peppermint
Nutmeg	Myristica fragrans	Mentha spicata	Spearmint
Orange(Bitter)	Citrus aurantium	Myristica fragrans	Nutmeg
Orange(Sweet)	Citrus sinensis	Myroxylon pereirae	Balsam(Peru)
Oregano	Oreganum vulgare	Myrtus communis	Myrtle
Palmarosa	Cymbopogon martini	Nardostachys jatamansi	Spikenard
Parsley	Petroselinum sativum	Ocimum basilicum	Basil
Patchouli	Pogostemon cablin	Oreganum majorana	Marjoram
Pepper(Black)	Piper nigrum	Oreganum vulgare	Oregano
Peppermint	Mentha piperita	Pelargonium graveolens	Geranium
Petitgrain	Citrus aurantium	Pelargonium roseum	Geranium(Rose)
Pine(Scotch)	Pinus sylvestris	Petroselinum sativum	Parsley
Ravensara	Ravensara aromatica	Picea mariana	Spruce
Rose	Rosa damascena	Pimenta racemosa	Bay
Rosemary	Rosmarinus officinalis	Pimpinella anisum	Anise
Rosewood	Aniba roseodora	Pinus sylvestris	Pine(Scotch)

Sandalwood	Santalum album	Piper nigrum	Pepper(Black)
Spearmint	Mentha spicata	Pogostemon cablin	Patchouli
Spikenard	Nardostachys jatamansi	Polianthes tuberosa	Tuberose
Spruce	Picea mariana	Ravensara aromatica	Ravensara
Tagetes	Tagetes minuta	Rosa damascena	Rose
Tangerine	Citrus reticulata	Rosmarinus officinalis	Rosemary
Tea Tree	Melaleuca alternifolia	Salvia sclarea	Clary Sage
Tea Tree (Lemon)	Leptospermum petersonii	Santalum album	Sandalwood
Tea Tree (New Zealand)	Leptospermum scoparium	Styrax tonkinensis	Benzoin
Thyme	Thymus vulgaris	Tagetes minuta	Tagetes
Tuberose	Polianthes tuberosa	Thymus vulgaris	Thyme
Vanilla	Vanilla planifolia	Tilia vulgaris	Linden Blossom
Vetiver	Vetiveria zizanoides	Vanilla planifolia	Vanilla
Violet Leaf	Viola odorata	Vetiveria zizanoides	Vetiver
Yarrow	Achillea millefolium	Viola odorata	Violet Leaf
Ylang Ylang	Cananga odorata	Zingiber officinale	Ginger

2) 식물학분류에 따른 에센셜 오일의 효능

에센셜 오일들은 식물이 속해 있는 과(family)에 따라 공통적인 특성과 유사성을 지닌다. 식물이나 식물의 부위에서 추출되는 422종의 정유가 확인되었다. 그러나 이 중 대다수의 정유들은 상업적으로 사용되지 못하는데 그 이유는 임상적인 효과가 확인되지 않았거나 증류된 오일의 양이 너무 적어서 상업적으로 가치가 없다는 것이다. 아로마테라피에 사용되는 정유는 70~80종으로 이들은 22종류의 과(family)에 속한다.

표 2-4. 에센셜 오일의 식물 '과'에 의한 분류 및 특징

식물과	효능	적용	대표 E·O	주의
Annonaceae 최고의 진통, 이완 (번여지과)	차분함 평온 균형 강한 진통 완화 최음	혈압강화(심계항진) 신경긴장, 신경과민 불면증, 우울 최음제, 불감증 얼굴마사지	Ylang ylang	저혈압 경우 과다 사용 시 두통, 구토 임신초기 주의
Burseraceae (감람과)	소염 거담 이완 항우울 궤양치료 흉터조직 감소	명상에 탁월한 효과 전염물질 막아주고 상처치료 신경의 긴장 완화	Frankincense Myrrh Elemi	임신 시 주의 (자궁 강장 작용)
Compositae (국화과)	소염 방부, 항박테리아 가스제거 위장강화 상처치유 면역자극 어린이의 조급증, 위경련	위장계 (복통, 장염 등) 히스테리성질환, 신경 면역체 생성 촉진 알러지성 질환 류머티스 관절염 일반적 통증에 사용	Calendula Chamomile Tarragon Yarrow Tagetes Immortelle	초기 임신기에 피하고 장기간 사용금지

Cupressaceae (측백나무과)	항류마틱 수렴 순환촉진 셀룰라이트 감소 피부감염 신장촉진제 소염성 정화	순환계 및 호흡계 질환 피지조절, 비만 류마티즘, 통풍 신경장애, 스트레스 혈액순환, 동맥경화	Cypress Juniper	임신, 피임약 복용 난소 및 유방질환 호르몬성 암 등의 상태일 때 사용금지
Geraniaceae (쥐손이풀과)	소염, 신경계 균형 상처치유 방부, 수렴 충혈해소	대상포진피부염, 화상 여드름 피부 체액정제, 셀룰라이트 우울증, 신경긴장	Geranium	예민한 경우 과다사용 시 피부염 발생 임신초기 사용금지 호르몬성 암 사용금지
Gramineae/ Poaceae (화본과)	여드름, 순환계 살균, 항바이러스 해열, 구충, 보습	여드름, 건선, 흉터 항우울, 신경성탈진 두통, 통증	Palmarosa Lemongrass Vetiver Citronella	다량 사용 시 피부 민감
Labiatae/ Lamiaceae (꿀풀과)	신체 자극 활기 부여 항바이러스 항우울, 진통 세포재생 충혈해소 부신피질 자극	뇌순환 자극제 기관지염, 천식 소화불량, 위통 신경긴장, 우울증 생리통, 무월경, 산후우울증 피부재생, 모발성장 혈압 조절 근육통, 근육경직	Basil Clary sage Rosemary Lavender Thyme Lavandin Marjoram Patchouli Melissa Hyssop Peppermint	임신 초기 주의 Hyssop, Sage (간질 위험) Lavender, Marjoram(저혈압) Rosemary (고혈압일 때 주의)

Lauraceae (녹나무과)	항진균, 살균 항바이러스 자극제	장내 감염 소화장애 쇠약증, 감기	Cinnamon Ravensara, Rosewood Camphor Ho leaf	피부자극 임산부 사용 금지
Myristiceae (육두구 나무과)	항균 뇌자극성 자궁강장 마취성 근육통	월경불순 뇌기능 촉진제 장염, 소화장애	Nutmeg	임산부 사용 금지
Myrtaceae (도금양과)	강한 항균, 강장, 자극 항박테리아 거담 면역자극 특히 호흡기 계통	기관지염, 독감 여드름, 무좀, 종기 갑상선질환, 신경통 대상포진 방광염, 기생충 박멸	Bay, Tea tree Niaouli Cajuput Eucalyptus Clove bud Myrtle Pimento Berry	고농도, 장기간 사용 시 피부자극
Olacaceae/ Jasminaceae (쟈스민과)	긴장완화, 순환 최음, 자궁강화 항우울, 피부효과 구풍제	불안, 우울, 신경성 출산 시 이완, 피부관리 월경 장애, 불감	Jasmine	임신 시 주의
Pinaceae (소나무과)	항균, 항카타르 항곰팡이, 방부 진통 거담 부신피질 촉진	관절염, 통풍 기관지염, 기침 방광염, 임질, 배뇨곤란 식욕부진, 변비	Pine Cedarwood	장기 사용주의 알러지성 피부

Piperaceae (후추과)	항카타르 거담, 진통 진경, 살균 최음	관절염, 멍든 피부 헛배부름, 변비 호흡기, 비장강화 근육통	Black pepper Cubeb	과도사용 시 신장 자극
Rosaceae (장미과)	호르몬 균형 최음, 진경 자궁강장 항우울, 항염증 상처치유	우울증, 불면증 불감증, 냉증 자궁장애, 월경장애 신경성 긴장 노화피부	Rose	임신 초기 주의
Rutaceae (운향과)	청량감 항우울 소화계균형 기분 전환 신경, 마음 강장 지성피부	우울증, 긴장, 스트레스 방광염 소화불량, 담즙분비촉진 피부관리 근육통, 염증	Bergamot Neroli Orange Petitgrain Grapefruit Lemon Lime Mandarine Tangerine	감광성 민감성 피부 주의
Santalaceae (단향과)	신경 호흡 배설분비계의 균형 호르몬 조절 건성피부	습진, 알러지 기관지염, 목통증 멀미, 구토 강장, 진정 만성설사, 우울증	Sandalwood	특이 위험 없음
Styracaceae (때죽나무과)	항카타르 거담 피부 치유 통증관절, 순환촉진	스트레스, 불안 거담, 감기, 천식 건조, 갈라진 피부 냉증, 방광염, 임질	Benzoin	피부 민감 반응

Umbelliferae (산형과)	소화계 균형 가스제거 이뇨제, 강장 지방분해촉진, 온열효과, 당즙분비촉진	소화장애 이뇨, 만성 방광염 폐경기 문제, 류마티즘	Fennel Caraway Coriander Angelica Aniseed Dill	소량사용 임산부, 간질환자, 호르몬 복용, 어린 아이 사용금지 Carrot Galbanum
Zingiberaceae (생강과)	소화작용 순환 진통, 방부 발적	소화불량, 구역질, 설사 오한, 열, 전염병 예방 신경통, 근육통 류마티스염, 멍든 피부	Cardamom Ginger	소량사용 뜨거운 오일

5. 에센셜 오일의 화학성분에 따른 분류

1) 아로마테라피와 화학

100% 순수한 천연 에센셜 오일은 단순히 천연향 이상의 치유적 효능을 가지고 있다.

에센셜 오일은 식물의 대사과정의 생합성경로에 따라 만들어지면서 수많은 향기 분자구조로 이루어진 유기화합물로 고유의 치유효과와 향기를 갖는다.

에센셜 오일은 인체에 약리적 효과를 줄 수 있는 개개의 화학구성성분이 결합되어 있는 구조이다. 그러므로 에센셜 오일과 관련된 화학의 이해는 에센셜 오일을 구성하고 있는 분자들의 형태와 그 특성을 이해하고 우리 신체에 미치는 영향을 이해하는 것이다.

식물에서 만들어지는 2차대사 화합물로 알카로이드(alkaroid), 플라보노이드(flavonoid), 사포닌(saponins)과 같은 약리적 성분이 있지만 증류추출을 통해 기화하기엔 분자의 크기가 너무 커서 에센셜 오일로 추출되지 못한다. 즉 증류과정을 통해서 쉽게 기화하고 물에 녹지 않는 아주 작은 분자만을 추출해낸 것이 에센셜 오일이다.

이러한 분자들은 주로 산소, 탄소, 수소 등의 세 가지 원소를 기본으로 하여 이루어진다. 향기분자들은 구성성분에 따라 특정 화학 그룹에 속하게 되며 화학그룹들은 유사한 성질을 가지고 있어 에센셜 오일을 구성하는 각각의 분자들의 화학적 특성과 효과를 이해한다면 에센셜 오일을 적용하는데 보다 효과적이다.

특히 메디칼 아로마테라피의 영역에서는 에센셜 오일의 치유적 특성의 과학적 근거를 제시하기 위해 에센셜 오일의 구성성분에 대하여 많은 분석이 이루어졌다.

하지만 에센셜 오일은 단순히 각 구성 성분들을 모아 놓은 것 이상의 성질을 가지고 있으며(시너지효과) 오일을 구성하는 모든 성분을 우리는 100% 알지 못한다. 구성성분 몇몇의 조합만으로는 치유적 효과를 낼 수 없으며 합성을 통해서는 에센셜 오일의 모방은 가능하지 않다. 특히 에센셜 오일을 구성하는 성분 중 독성이 있거나 자극적인 성분일 경우도 구성하고 있는 다른 성분들이 자극적인 성분들을 보완하면서 같이 존재하기 때문에 오일전체의 효능 면에서는 대부분 안전하다(억제 작용-quenching).

성분 하나하나 분리해 보면 해로울 수 있지만 오일 전체로는 조화를 이루고 있으며 긍정적인 효능을 갖는다는 것이다.

그러므로 아로마테라피 트리트먼트를 행함에 있어서 에센셜 오일의 구성성분에 대한 화학적 이해는 치유적 특성의 이해와 이를 위한 블렌딩에 활용하고자 함이다.

2) 에센셜 오일의 화학성분

유기화합물

에센셜오일은 생물체인 식물에서 만들어진 성분으로 유기화합물에 속한다. 유기화합물은 탄소를 기본원소로 하여 가장 단순한 형태인 탄소와 수소의 결합인 탄화수소, 그리고 산소 등이 결합된 형태의 다양한 화학그룹을 만들고 에센셜 오일도 여기에 속한다.

그러므로 에센셜 오일을 이루는 3가지 기본 원소는 **탄소, 산소, 수소**이다.

지방족 탄화수소와 방향족 탄화수소

유기화합물의 단순한 형태의 탄화수소는 탄소배열의 모양에 따라서 체인구조 혹은 링 구조를 이룬다.

체인을 이루는 지방족 탄화수소와 탄소배열이 6각형의 벤젠 고리(benzene ring)를 이루는 방향족 탄화수소로 나누어질 수 있다.

에센셜 오일 분자의 기본 단위는 탄소 5개가 이중 결합을 하고 있는 지방족 탄화수소에 속하는 이소프렌(Isoprene)과 방향족 탄화수소인 벤젠고리(benzene ring)이다.

이소프렌(Isoprene)구조

1. 5개의 탄소원자와 2개의 이중결합을 포함하는 사슬(체인)로 연결되어 있는 지방족 탄화수소이다. 거의 모든 에센셜 오일에서 발견된다.
2. 탄소 결합수에 따라 monoterpen(10개의 탄소 결합), sesquiterpene(15개의 탄소 결합), diter pene(20개의 탄소 결합) 등으로 나뉜다.

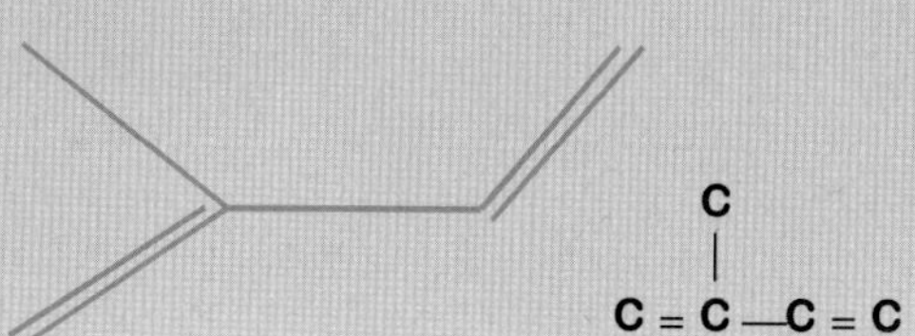

벤젠고리(Benzene Rings)구조

1. 분자 내에 벤젠고리에 6개의 탄소가 연결되어 있는 것을 말한다. 페닐, 방향족 링(aromatic ring)이라고 불리기도 하고 방향족 탄화수소를 구성한다.
2. 페놀을 비롯하여 화학적 그룹에서도 나타난다.

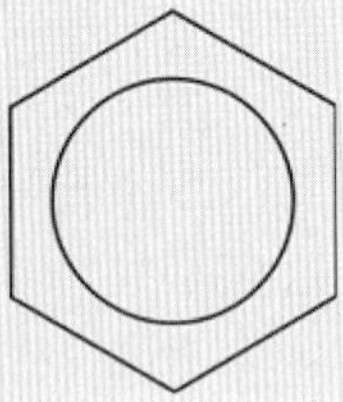

에센셜 오일 분자들은 생합성 경로에 따라서 하나는 이소프렌 단위가 결합하여 만들어낸 테르펜과 작용기가 더해진 산화 화합물인 테르펜계 유도체 화합물(terpenoid molecules), 벤젠고리구조에 기초한 페닐프로판계 화합물(phenylpropane)과 그 유도체로 나누어진다.

· 테르펜 : 탄소와 수소.

· 테르펜계 유도체 화합물 : 탄소와 수소 그리고 산소 외 기타성분.

· 페닐 프로판계 : 벤젠고리 함유.

(1) 테르펜계 화합물(terpenoid)

에센셜 오일의 90%를 차지하는 가장 큰 그룹으로 이소프렌 단위 수에 따라서 만들어진다.

첫째, 대부분 순수한 탄소와 수소로 구성된 테르펜 탄화수소(terpenoid hydrocarbons)와 둘째, 이들로부터 유도된 알코올(alcohols), 알데히드(aldehydes), 케톤(ketones), 옥사이드(oxide), 에스테르(esthers) 등과 같이 산소를 가지고 있는 작용기 그룹 화학 구조에 속하게 된다.

테르펜(Terpene)

테르펜(Terpene)은 단일 체인으로 탄소와 수소 원자들로 구성된다. 테르펜은 분자가 포함하고 있는 이소프렌 구성 블록의 수에 따라 분류할 수 있다. 식물 세포에서 일어나는 생합성 과정중의 하나는 5개의 탄소 원자와 수소로 이루어진 이소프렌에서 기본적으로 시작하여 이들이 결합하면서 테르펜을 형성한다.

이소프렌 단위는 불안정하여 항상 다른 분자와 결합하여 보다 안정된 물질로 존재하려는 성질을 가지므로 이소프렌 2개가 결합된 10개의 탄소 원자로 이루어진 모노테르펜(monoterpene), 15개의 탄소 원자로 구성된 세스퀴테르펜 등이 에센셜 오일을 구성하게 된다. 이소프렌이 2개 모이면 하나의 테르펜 탄화수소가 만들어지므로 하나를 뜻하는 접두사 모노를 앞이 붙여 모노테르펜이 화합물이 만들어진다(테르펜1개는 이소프렌2개의 단위가 모여서 이루어짐). 이소프렌 단위가 3개 모이면, 15개의 탄소 원자화합물인 세스퀴테르펜 탄화수소가 이소프렌 단위가 4개일 경우 20개의 탄소를 포함하는 다이테르펜을 구성하게 된다.

표 2-5. 테르펜의 분류

테르펜의 분류			
	이소르펜의 수	탄소 원소수	발견되는 곳
모노터펜 (Monoterpenes)	2	10	정유(essential oils)
세스퀴터 (Sesquiterpenes)	3	15	정유(essential oils), 고미제(bitters), 발삼(balsams)
디터펜 (Diterpenes)	4	20	정유(essential oils), 수지(resins), 발삼(balsams), 비타민(Vitamin A), 지베렐린(gibbe rellin)
트리터펜 (Triterpenes)	6	30	수지(resins), 스테롤(sterols), 스테로이드(steroids), 호르몬(hormones)

참고 : kurlt schnaubelt , Advanced Aromatherapy(1995)

단위가 많아질수록 콜레스테롤 같은 더 크고 복잡한 분자로 이어지는데 에센셜 오일은 증류추출을 통해서 얻어지므로 분자가 큰 구조는 실제 얻어질 수 없다.

- 탄소원자의 수가 커질수록 분자의 비중이 무거워지고 휘발성이 떨어지며 증류하기가 힘들어진다.
- 증류 추출된 에센셜 오일에서 발견되는 분자구조는 대부분이 모노테르펜과 세스퀴테르펜이며 다이테르펜 이상은 발견하기 어렵다. 에센셜 오일분자는 다이테르펜 이상은 없다(클라리 세이지가 다이테르펜 함유하지만 증류추출 시 2%에 불과하며 솔벤트 추출 시 함유량이 상대적으로 많다).

작용기(Functional Groups)

유기화합물의 기본인 탄화수소는 탄소와 수소로 이루어져 있다. 그런데 탄소에 붙어 있는 수소를 다른 원소로 바꾸게 되는 경우 탄화수소의 성질이 크게 변화되는데 이렇게 탄화수소의 성질을 변화시키는 다른 원소들을 작용기(functional group)라고 하며, 작용기가 붙어서 새로운 성질을 갖게 된 탄화수소를 유도체(derivative)라고 한다.

예를 들어 모노테르펜 탄화수소는 탄소와 수소의 결합으로 이루어졌지만 여기에 산소가 결합하게 되면서 -oH작용기가 만들어지면서 모노테르페놀이라는 알콜이 만들어지는 것이다. 화합물들은 하나 이상의 작용기를 가질 수 있다. 알코올(alcohols), 알데히드(aldehydes), 케톤(ketones), 옥사이드(oxide), 에스테르(esthers)들이다.

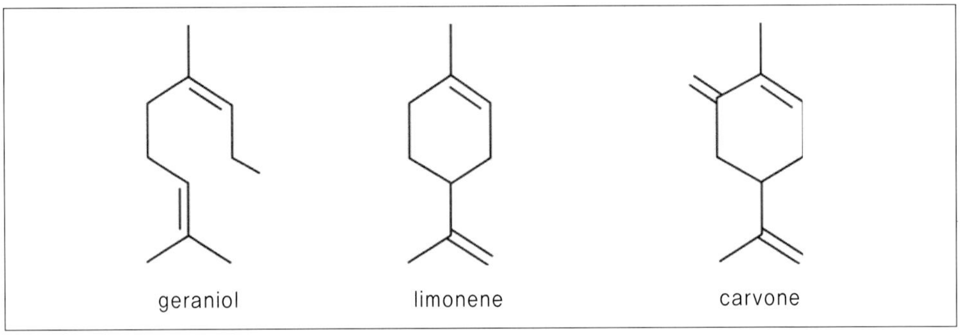

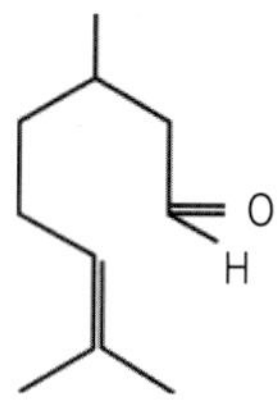

Citronellal $C_9H_{17}CHO$

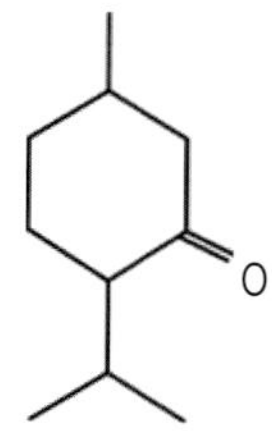

Menthone $C_{10}H_{18}O$

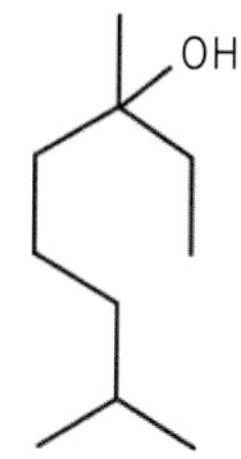

Linalol $C_{10}H_{17}OH$

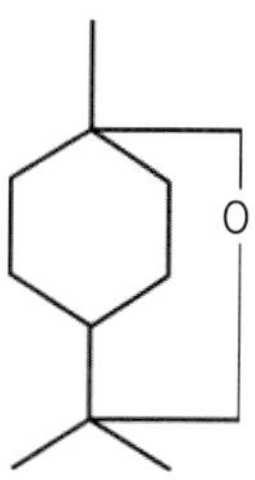

1,8 cineole $C_{10}H_{18}O$

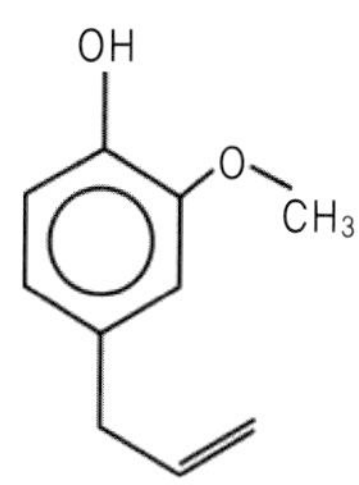

Eugenol $C_9H_8OCH_3OH$

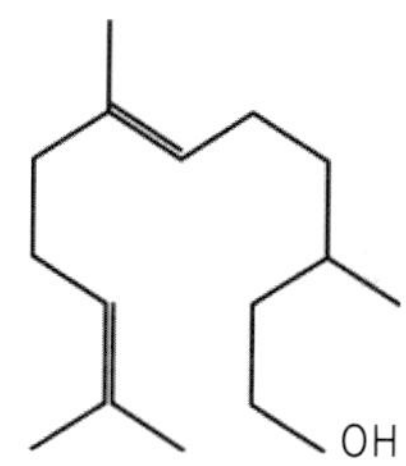

Farnesol $C_{15}H_{25}OH$

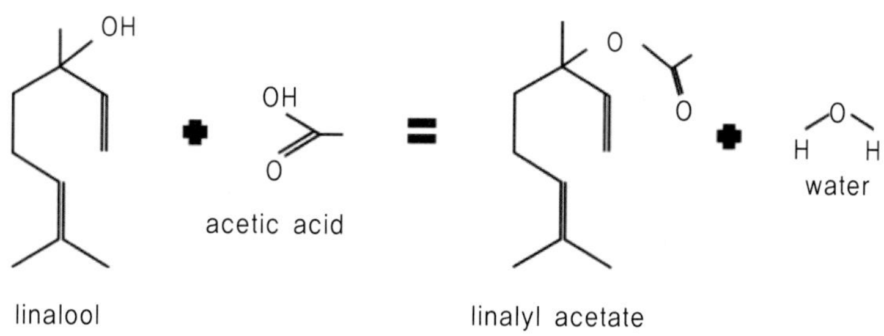

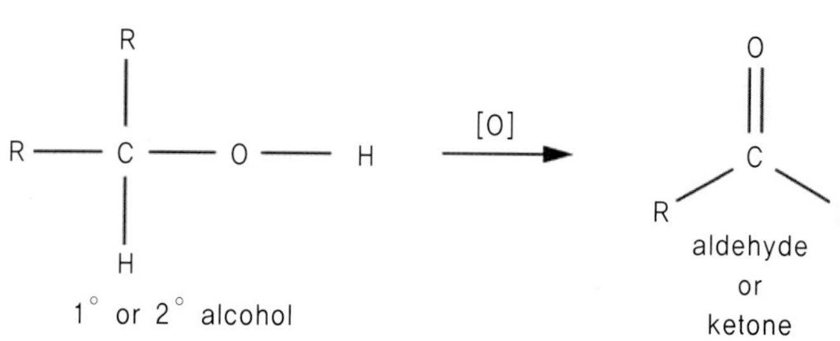

(2) 페닐 프로파노이드 화합물

에센셜 오일의 약 10%를 구성하는 화합물로 테르페노이드와 달리 탄화수소인 이소프렌에서 만들어지지 않고 phenyl propanoic pathway에 의한 벤젠고리의 합성작용으로 일어나는 것으로 페놀(phenol), 아로마틱 알데하이드(aromatic aldehyde), 페닐 메틸에테르(phenyl methylether) 등이 여기에 속하며 아네솔(anethol, 아니스 오일의 성분), 유제놀(eugenol, 클로브 오일의 성분), 바닐린(vanillin, 바닐라의 성분), 또는 쿠마린(coumarin, 강한 이완 효과를 지닌, 여러 오일에서 미량 발견되는 성분) 등의 기본 구조 단위가 된다.

일반적인 에센셜 오일 분자들이 가지고 있는 탄소배열이 체인으로 이루어진 반면에 벤젠고리 혹은 아로마틱 링을 가지고 있는 화학구조이다.

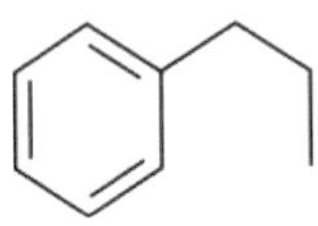

phenylpropanoid

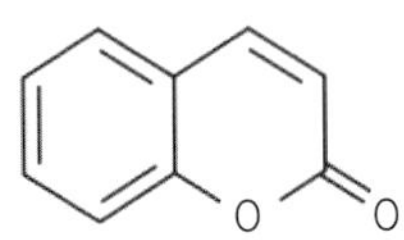

coumarin

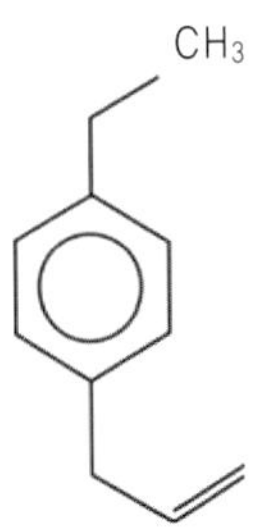

Methyl chavicol $C_9H_9OCH_3$

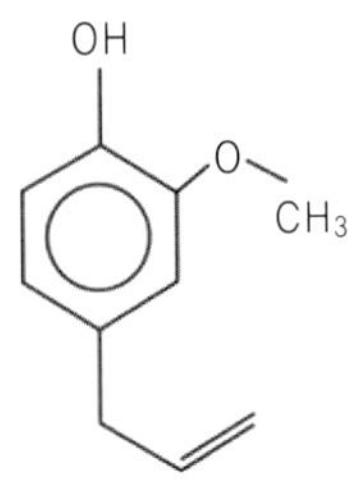

Eugenol $C_9H_8OCH_3OH$

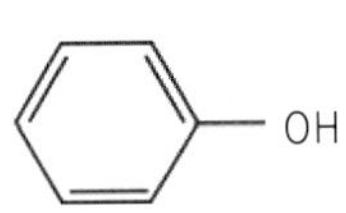

a phenol

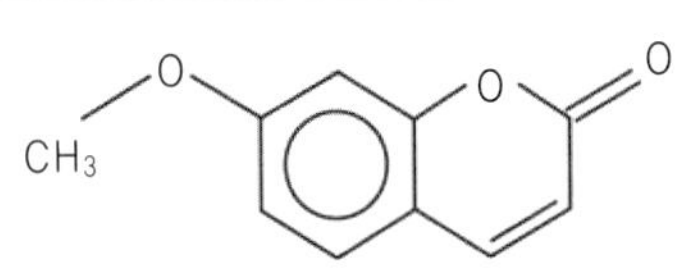

Herniarin

$C_9H_6(OCH_3)O_2$

3) 에센셜 오일의 화학 성분 그룹

테르펜계 탄화수소

테르펜은 탄소분자와 수소분자로만 이루어진 방향 분자이다. 정유의 성분으로는 10개의 탄소로 이루어진 모노테르펜 탄화수소와 15개의 탄소로 이루어진 세스키테르펜 탄화수소가 있다.

모노테르펜(Monoterpene) 탄화수소

- 구조 : 적어도 1개의 이중결합을 가지고 10개의 탄소를 가진 탄화수소이다.
- 명칭 : 어미에 엔(ene)이 붙는다. 〈모노〉는 라틴어로 1을 의미한다.
- 특징 및 주의사항
  - 대부분의 정유가 가지고 있는 방향 분자로 휘발성이 강하다.
  - 물에는 녹지 않지만 에탄올이나 식물유에는 잘 녹는다.
  - 공기 중의 산소와 반응하여 산화하기 쉬우므로 특히 보관에 주의해야 한다.
  - 피부자극성이 강한 것이 많다.
- 효능
  - 공기정화 및 항균 항바이러스효과.
  - 건조, 배출, 응혈완화 효과(체내의 지나친 수분의 배출).
  - 피부와 점막에 건조효과 및 수렴효과.
  - 약간의 통증완화효과.
  - 거담효과.
  - 활기를 띄게 하고 긍정적이도록 한다.
  - 피부온도 상승효과가 있다.
  - 대부분의 시트러스오일에 함유.
  - 레몬, 오렌지, 그레이프푸릇, 버가못, 만다린 등의 시트러스 오일에 90%내외 함유되어있다.

Monoterpene	Essential oil
· 리모넨(limonene)	그레이프푸릇(grapefuit), 오렌지(orange) 등의 시트러스오일
· 파이넨(Pinene)	파인(pine), 사이프러스(cypress)

· 알파 미리신 (Alpha-myrcene)	쥬니퍼베리(Juniper Berry)
· 오시멘(Ocimene)	스윗마조람(sweet marjoram)

세스키테르펜(Sesquiterpen) 탄화수소

· 구조 : 15개의 탄소를 가진 탄화수소이다.

· 명칭 : 어미에 엔(ene)이 붙는다. 〈세스키〉는 라틴어로 1.5를 의미한다.

· 특성 및 주의사항

- 모노테르펜 탄화수소보다 휘발성이 높지 않다.
- 기름에 녹고 물에는 녹지 않는다.
- 분자가 무거워서 증류하기가 어려우므로 모노테르펜에 비해 적게 함유되어 있다.
- 주로 식물의 나무, 씨, 뿌리 등에서 추출(샌달우드, 사이프러스, 클로브버드, 진저, 베티버)되며 안젤리카나 저먼 카모마일, 헬리크라이섬에서도 추출된다.

· 작용

- 항염증, 냉각 및 항알레르기 작용.
- 약간의 방부효과.
- 살균효과.
- 약간의 혈압강하효과.
- 항염효과 – 아줄렌.
- 마음을 진정시켜주는 효과.
- 일부는 진통효과.

Sesquiterpene	Essential oil
카마줄렌(chamazulene)	저먼카모마일(German chamomile) 야로우(yarrow)
알파비사볼렌(a-bisabolene)	레몬(Lemon) 블랙페퍼(black pepper)
카리오필렌(b-caryophyllene)	클로브(clove bud)

알콜

알코올은 에센셜 오일이 가지고 있는 가장 유익한 분자이다. 알코올은 매우 좋은 향기와 강력한 방부 효과를 가지고 있다.

모노테르펜 알콜(Monoterpenol)

· 구조 : 알콜은 테르펜에 OH계(수산기hydroxyl group(-OH))가 붙은 분자구조를 가진다. 즉 지방족탄화수소에 수산기인(-OH)가 붙으면 분자크기에 따라서 모노테르펜 알콜, 세스키테르펜 알콜, 다이테르펜 알콜이 있다.

· 명칭 : 어미에〈올-ol〉이 붙는다.

· 특징 및 주의사항

- 탄소 10개로 이루어진 연결체의 어느 한 곳에 한 개의 hydroxyl(-OH)group을 가지고 있다.
- 방부, 항곰팡이, 항바이러스 효과를 가지면서 독성이나 피부 자극은 거의 없다.
- 모노터펜 알코올의 함량이 높은 오일은 향기가 좋고 강장 효과, 특히 신경에 대해 가지고 있다.

· 작용

- 강한 항전염성 효과.
- 항균, 항바이러스효과.
- 가온성과 활기, 강장효과.
- 진통효과.
- 리나룰 성분은 흡입 시 진정효과가 우수.

Monoterpeneol	Essential oil
· 리나룰Linalol(or linalool)	블랙페퍼(Black pepper), 호리프(Ho leaf), 로즈우드(Rose wood), 바질(Basil c.t. linalool), 라벤더(Lavender), 라반딘(Lavandin), 네로리(neroli)
· 터피넨4올 (Terpinen-4-ol)	티트리(Tea Tree), 스윗마조람(Sweet Marjoram)

· 제라니올(Geraniol)	팔마로사(Palmarosa), 제라늄(geranium)
· 시트로네롤(Citronellol)	제라늄(geranium), 로즈(rose)
· 멘톨(Menthol)	페퍼민트(Peppermint)

세스키테르펜 알콜(Sesquiterpenols)

- 구조 : 세스키테르펜에서 유래한다.
- 명칭 : 어미에〈올-ol〉이 붙는다.
- 특징 및 주의사항
  - 천연 세스쿼터펜 알코올인 비사볼롤(bisabolol)은 저먼 카모마일에 존재하는 가장 강력한 항염증 물질이다.
  - 에탄올이나 식물유에 잘 녹는다.
  - 진저, 패츌리, 베티버에 많이 함유되어 있다.
- 작용
  - 항균, 항염증, 항알레르기 효과.
  - 근육 및 신경에 활력을 주고 정맥과 림프계의 순환촉진.

Sesquiterpenols	에센셜 오일
파르네솔(Farnesol)	로즈(Rose), 레몬그래스(lemongrass), 시트로넬라(citronella), 네로리(neroli)
비사볼롤(Isabolol)	저먼카모마일(German chamomile)
진저베롤(Zingiberol)	진저(ginger)
세드롤(Cedrol)	세다우드(Atlas cedarwood), 사이프러스(cypress)
산탈롤(Santalol)	샌달우드(Sandalwood)
패츌롤(Patchoulol)	패촐리(Patchouli)
베티버롤(Vetiverol)	베티버(vetiver)

다이테르펜 알콜(Diterpenol)

· 구조 : 다이테르펜(20개의 탄소를 가진 탄화수소)에서 유래.
· 명칭 : 어미에〈올-ol〉이 붙는다.
· 특징 및 주의점 : 에탄올이나 식물유에 잘 녹는다.
· 작용 : 호르몬 시스템 밸러스 효과.

Diterpenol	Essential oil
Sclareoll	클라리세이지(Clary sage)

페놀(Phenol)

· 구조 : 벤젠고리(페닐 링)에 수산기(OH기)가 붙어있는 구조이다.
즉 방향족 탄화수소에 수산기(OH기)가 붙어있는 구조이다.
· 명칭 : 어미에〈올-ol〉이 붙는다.
· 특징 및 주의사항
- 에센셜 오일의 구성 성분 중 가장 강력한 방부, 살균효과를 가진다.
- 과잉사용 시 피부가 염증을 일으키고 간장에 독성을 끼치므로 적당량을 사용해야 한다.
- 임산부, 유아, 고령자에게 사용 시 주의해야 한다.
- 오레가노(oregano), 타임(thyme), 시나몬(cinnamon) 등의 오일에 함유되어 있으며 특히 클로브(clove)의 주요 성분인 유게놀(Eugenol)은 강력한 방부 효과를 가지며 곰팡이를 죽이고 국소적으로 마취 효과를 가지고 있다.
- 단기간동안만, 저농도로 사용한다.
· 작용
- 항전염성, 항바이러스, 방부, 살균효과.
- 신경계와 면역계의 강한 자극효과.
- 발적효과(말초순환촉진, 경직된 근육 및 찬 손발에 효과적).
- 항산화 작용.
- 강장효과, 체온상승효과.

Phenol	Essential Oils
카르바크롤(Carvacrol)	타임(Thyme), 오레가노(oregano), 세이보리(savory)
유게놀(Eugenol)	시나몬잎(Cinnamon leaf), 클로브(clove), 바질(basil)
티몰(Thymol)	타임(Thyme), 오레가노(oregano), 세이보리(savory)

알데하이드(지방족 알데하이드 Aldehydes)

· 구조 : 카르보닐기(산소원자가 탄소원자에 이중 결합한 것 C=O)에 수소원자가 붙어서 체인구조를 형성한다.

cf). 방향족 페닐기 링에 카르보닐기가 형성된 경우는 방향족 알데하이드=시나믹 알데하이드이다.

알데하이드는 1차 알콜이 산화해서 만들어지는 것으로 시트로네랄(citronellal)은 시트로네롤(citronellol)이 산화하여 만들어진 것이다.

· 명칭 : 어미에〈알데히드 aldehyde〉또는 〈알 al〉이 붙는다.

· 특징 및 주의사항

- 일반적으로 항전염 효과가 크며 신경계의 이완효과를 가진다.
- 강한 방향성으로 향수에 많이 사용된다.
- 피부도피 시는 자극성이 있으므로 1%이하로 희석해서 사용한다. 흡입 시는 진정효과가 우수하다.
- 항염증 효과는 공기나 액체에 정유를 낮은 농도로 희석해 처방했을 때 효과적이다.
- 시트랄과 시트로넬랄의 진정 및 항경련 효과는 상대적으로 낮은 농도에서 더 효과적이다.

· 작용

- 강력한 항염증, 항바이러스효과.
- 혈압저하효과.
- 신경안정 및 진정 효과.
- 해열효과.

Aldehydes	Essential Oils
시트로넬랄(Citronellal)	시트로넬라(Citronella), 멜리사(melissa)
제라니알(Geranial)	레몬그래스(Lemongrass), 메이창(may chang), 레몬(lemon), 멜리사(melissa)
네랄(Neral)	레몬그래스(Lemongrass), 메이창(may chang), 레몬(lemon), 멜리사(melissa)
시트랄(Citral) (Vanillin)	레몬그래스(Lemongrass), 메이창(may chang), 레몬(lemon), 멜리사(melissa)
시남알데히드 (Cinnamaldehyde)	시나몬 껍질(Cinnamon bark)

페닐 프로판 파생물 방향족 알데하이드

다른 알데하이드와 다르게 중앙에 phenol고리를 가지고 있음.
알데하이드보다는 페놀의 성질에 더 가까움(생합성 pathway때문에).

Aldehydes	Essential Oils
시남알데히드 (Cinnamaldehyde)	시나몬 껍질(Cinnamon bark)

케톤(Ketones)

· 구조 : 탄화수소에 카르복실 그룹이 결합되어 있는 것이다.
· 명칭 : 어미에〈온 on〉이 붙는다. 일반명칭으로 불려지기도 한다.
· 특징 및 주의사항
  - 가장 주의해서 사용해야할 성분중의 하나이다. 장기간 과잉 섭취 시 신경조직에 독성을 끼쳐 저림, 신경마비, 발작, 유산 등의 위성이 있다.
  - 임산부, 유아, 고령자에게의 사용은 피한다.
  - 케톤 성분을 포함하고 있는 히솝(hyssop), 유칼립투스(eucalyptus), 로즈마리(rose mary) 등은 점액을 녹이는 목적으로 유용하게 사용할 수 있으며 또한 새로운 세포를 만드는 활동을 촉진하는 것으로 알려져 있다.
· 작용
  - 상처치유효과.
  - 피부재생효과.
  - 강력한 점액용해효과와 지방분해효과.
  - 진정효과.
  - 진통, 항염, 거담, 항응고효과.

Ketones	Essential Oils
Verbenone(베르베논)	프랑켄센스(Frankincense), 로즈마리(rosemary)
Menthone(멘톤)	페퍼민트(peppermint)
Jasmone(자스몬)	자스민(Jasmine), 헤리크리슴(helichrysum)
Camphor(캄퍼)	로즈마리(rosemary)
Carvone(카르본)	캐러웨이(Caraway), 스피아민트(spearmint)
Thujone(수존)	세이지(sage)
Pinocamphone(피노캄폰)	세이지(sage), 히솝(hyssop)

에스테르(Ester)

· 구조 : 알코올과 산(acid)이 반응하여 만들어진다.

예) 리나일 아세테이트는 리나울알콜과 아세틱산이 반응한 것이다.

linalyl acetate= linalool+acetic acid

· 명칭 : ly ate로 끝나는 성분.

· 특징 및 주의사항

- 에스테르는 일반적으로 에센셜 오일에서 많이 발견된다.
- 로만 캐모마일의 항경련 효과는 에스테르 성분에 기인한 것이다.
- 리나일 아세테이트(linalyl acetate)를 많이 함유하고 있는 오일에는 라벤더, 클라리 세이지, 페티그레인 등이 있다.
- 기분 좋고 즐거움을 주는 향으로 주로 화장품 성분에 많이 포함된다.
- 보통 과일 향을 가지고 있으며 두드러진 효과는 진정 효과이다.
- 중추 신경계에 직접 진정 효과를 주어 경련을 완화시킨다.

· 작용

- 진정과 이완효과.
- 항경련 효과.
- 항진균작용(칸디다균살균)습진, 건성 등의 피부질환.

Esters	Essential Oils
Linalyl acetate (리나일 아세테이트)	라벤더(Lavender), 버가못(bergamot), 클라리세이지(clary sage), 네로리(neroli), 페티그레인(pegigrain)
Benzyl acetate (벤질 아세테이트)	자스민(Jasmine), 네로리(neroli), 일랑일랑(ylang ylang)
Geranyl acetate (게라닐 아세테이트)	제라늄(Geranium)
Bornyl acetate (보닐 아세테이트)	파인(Pine), 로즈마리(rosemary)

옥사이드(Oxides)

- 구조 : 산소 원자가 고리를 만들 때 만들어진다(-c-o-c-).
- 명칭 : 어미에 옥사이드(oxide)가 붙거나 독자적인 이름으로 불려진다.
  (예:1,8시네올)
- 특징 및 주의사항
  - 벤젠 고리 구조 안에 산소가 포함된 구조를 하고 있다.
  - 유칼립톨(eucalyptol)(1,8cineole)을 제외하고는 에센셜 오일 안에 존재하는 옥사이드(oxide)는 드물다.
    1,8시네올(1,8cineole)은 유칼립투스(eucalyptus), 티트리(tea tree), 로즈마리(ro semary) 등과 같은 많은 오일들에 들어있다.
  - 피부에 자극이 있을 수 있으므로 사용 시 주의가 필요하다.
- 작용
  - 거담, 면역자극.
  - 점액 분비선을 강화시켜 가래를 녹이는데 효과적.

Oxide	Essential Oils
1,8 시네올 (1,8 cineole)	유칼립투스(eucalyptus), 티트리(tea tree), 로즈마리(rosemary)

페닐메틸 에테르(phenyl methyl ethers)

에센셜 오일에서 볼 수 있는 에테르는 페놀릭 에테르이다. 페놀의 수산기에서 파생하여 수소가 메틸 그룹(-CH_{3}))으로 치환된거나 -CH2-CH3의 에틸 그룹으로 치환된 경우이다.

특성은 항우울, 항경련, 진정 효과를 갖고 있다는 것이며 아로마테라피에서 중요시하는 에테르로는 아니시드(aniseed)에 함유된 아네솔(anethol)과 바질(basil)에 들어있는 메틸 카비톨(methy chavicol)이 있다.

- 구조
  - 페놀의 수산기에서 유래한다.
  - 에센셜 오일에 포함된 대부분의 ethers는 페놀이나 알코올의 hydroxy group (-OH)에서 만들어진 페놀릭에테르(phenolic ethers)로 hydroxyl group의 수소원자가 methyl group(-CH3)이나 두 개의 carbon ethyl group(-CH2-CH2)으로 교체되어 만들어진다.
  - 에테르분자에는 탄화수소기 두개가 산소원자 한 개에 부착되어 있다(R-O-R).
- 명칭 : 어미에〈에테르 ather〉나〈올-ol〉이 붙는다.
- 특징 및 주의사항
  - 휘발성과 자극이 강하다.
  - 잘 산화되지 않는다.
  - 다량 복용하는 경우 마비를 일으킨다.
- 작용
  - 항경련, 진정 효과.
  - 마취효과.
  - 항전염효과.

Ether	Essential oils
· 메틸 카비콜(Methyl chavicol)	Basil, Tarragon, Fennel
· 유게놀(Eugenol)	Clove Bud, Pimento, Basil, Rose
· 트랜스 아네솔(Trans-anethole)	Sweet Fennel, Aniseed

락톤(Lactone) - Coumarins

탄소 고리에 에스테르(esters group)가 연결된 화합물로 쿠마린(coumarine)은 락톤의 한 종류에 속한다. 케톤(ketones)처럼 신경계에 독성을 주며 피부 알레르기를 일으킬 수 있지만 다행스럽게도 에센셜 오일 안에는 매우 소량만 존재하기 때문에 일반적으로 무해한 것으로 간주한다. 체온을 내리는 효과와 가래를 해소하는 효과는 케톤보다 더 강력하며 피부에 감광효과(photosensitization)를 일으킨다고 알려져 있다. 가장 중요한 것은 쿠마린(coumarins)과 그 유도체인 퓨로코마린(furocoumarins)이다. 쿠마린은 진정 효과를 가지며 항응고제이며 뛰어난 혈압 강하 효과가 있다. 퓨로코마린의 대표적인 것으로는 버가모트(bergamot)오일에 함유된 버갑텐(bergaptene)이 있다. 이것은 강력한 감광성인자(photosensitizer)로 햇빛에 나가기 직전에는 사용을 금지한다.

따라서 식물성 오일에 희석한 버가모트라도 바른 후 1~2시간 정도는 햇빛을 피하는 것이 피부를 보호하는 안전한 방법이다.

· 구조 : 알콜과 알데히드의 응축반응에서 얻어지는 화합물이다.
· 명칭 : 어미에〈락톤 lacon〉이나〈인 in, ine〉이 붙는다.
· 특성 및 주의사항
  – 케톤과 같이 신경계에 독성을 끼치고 피부자극성이 강하므로 사용상 주의가 필요하다.
· 작용 : 점액용해, 항염증제, 해열제, 거담제

Coumarins : 항응고제, 진정제

푸로쿠마린은 식물독소로 알려있다. 국제 방향 조사 기관이 정한 지침에 따르면 국부성 치료에 사용되는 베르가못 에센셜 오일의 최대 농도는 0.4%(캐리어 오일 25ml에 2방울)를 초과할 수 없다.

	Essential Oils	%
Coumarins 쿠마린	라벤더(Lavender)	0.04
	카모마일로만(Chamomile Roman)	미량
	코리앤더(Coriander)	미량
	쥬니퍼(Juniper)	미량
	멜리사(Melissa)	미량
	클라리세이지(Clary Sage)	미량
Furocoumarins 푸로쿠마린	페퍼민트(Peppermint)	미량
	버가못(Bergamot)	0.3-0.4
	라임(Lime)	0.1-0.3
	레몬(Lemon)	0.15-0.25
	오렌지비터(Orange Bitter)	0.069-0.013
	그레이프프룻(Grapefruit)	0.012-0.013

표 2-6. 에센셜 오일 화학성분별 특성과 효능

방향성분	효능	성분을 함유한 정유	용어표기
모노테르펜 탄화수소	· 각성/자극 · 공기정화효과 · 방부효과 · 근육통증완화	레몬, 그레이프프룻, 오렌지, 쥬니퍼, 사이프러스	-ene
세스키테르펜	· 항염증, 항 알레르기 · 방부효과	저먼 캐모마일, 크로브, 시더우드	ene
모노테르펜 알콜	· 신경강장효과 · 항전염성 · 박테리아살균 · 곰팡이균살균 · 기생충살균	라벤더, 페퍼민트, 티트리, 마조람, 버가못	ol
세스키테르펜 알콜	· 정맥과 림프순환 · 일부 항전염성	산달우드, 네롤리, 패촐리, 시더우드	ol
다이테르펜 알콜	· 여성호르몬조절	클라리세이지	ol
페놀	· 발적효과 · 강장 및 자극효과 · 항전염, 모노테르페놀보다 강력한 효과 · 박테리아, 공팡이균 등 살균	타임·티몰, 타임·카바크롤, 시나몬리프, 크로브	ol
알데히드	· 결석용해 · 신경계의 진정 · 부분적으로 항염효과	시나몬박, 레몬유칼립투스, 시트로넬라, 레몬그라스	al
케톤	· 상처치유, 재생효과 · 호흡기의 점액 용해 · 지방분해 · 신경독성	세이지, 히숍, 스피아민트, 캄퍼, 페퍼민트, 펜넬	one
락톤	· 점액 용해 · 거담 · 피부알레르기 유발가능성	버가못, 레몬, 그레이프프룻	Lactone Coumarin Furocoumarins
옥사이드	· 거담 · 항염 · 외분비선자극	유칼립투스글로블로스, 유칼립투스라디아타, 라반세라, 로즈마리	ole
에스테르	· 항경련/밸런싱 · 진정 · 항염증	라벤더, 로만카모마일, 클라리세이지, 페티그레인	yl-ate
에테르	· 항경련 · 마취효과	바질, 펜넬, 일랑일랑, 타라곤, 아니스	Ether 혹은 -oxy-

4) 에센셜 오일 화학그룹의 구조 효과 도식

에센셜 오일 화학성분 12가지 중요한 그룹별로 주성분이 같은 그룹에 속한 에센셜 오일들은 비슷한 특성을 공유한다.

쿠트 슈나우벨트(Kurt Schunaubellt)의 에센셜 오일의 화학성분 그룹별로 사분면에 도면화 하였는데(그림 2-5) 세로축은 전자를 끌거나(electrophilic) 밀어당기는 (nucleo philic) 경향에 따라서 구분하고 가로축은 극성(polarity : 물에 대한 친화력의 정도의 표현)에 따라 분류하였다. 이 구조-효과의 도식에서는 아래쪽에 해당하는 친전자성을 띄는 에센셜 오일은 에너지와 활력, 강장효과 그리고 따스한 성질(warming)을 나타내고 친핵성을 갖는 윗부분의 화학성분은 진정(calmativet), 이완(relaxant) 효과, 차가운 속성(cooling)을 보인다.

프랑콤과 페노엘에 의하면 에센셜 오일분자가 전기적으로 양전하를 갖게 되면 세포환경을 활성화하여 항전염(anti-infectious) 효과와 면역 증강 효과를 가진다.

테르펜, 알콜, 페놀류를 들고 있다. 음전하를 띄는 에스테르와 세스퀴테르펜 성분은 진정, 긴장이완과 항염증 효과를 가지며 차가운 성질을 나타낸다(표 2-7).

에센셜 오일분자의 특성을 설명하는 또 하나의 축으로 극성을 들 수 있다. 비극성의 친수성인 오른쪽 영역의 오일들은 건조, 배액 효과를 가진다. 테르펜과 옥사이드 등이 여기에 해당한다. 극성 분자들은 친수성이며 물에 녹는다. 알데하이드, 케톤, 알콜들이 친수환경형성을 통해 점액용해 효과를 나타낸다(표 2-7).

신체적으로 나타나는 이러한 에센셜 오일은 에너지적 특성을 심리적이고 감성적인 면에도 적용할 수 있다. 뜨거운 속성인 분노, 화, 욕구 등에는 친전자성의 오일이 불안, 슬픔 등의 차가운 속성의 감성적 문제에는 친핵성의 오일이 효과적이다.

대표적인 안티스트레스 오일인 모든 감귤류 오일(베르가못을 제외하고)의 성분은 90% 이상이 모노터펜 탄화수소이다. 모노테르펜 성분이 주를 이루는 시트러스 계열의 에센셜 오일의 화학적 유형의 특성인 자극적이며 따스한 속성이 심리적으로도 정신을 맑고 경쾌하게 작용한다는 연구들과 관련됨을 알 수 있다.

에스테르 함량이 높은 정유는 심신의 균형을 찾아주고 경련을 가라앉히는 효과가 있다. 중앙 신경계와 스트레스와 연관된 증상에 대한 효과로서, 클라리 세이지와 로만 카모마일 같이 에스테르 함량이 높은 정유는 효과적인 항경련제로 신체적으로 생리전 증후군 등의 신체적인 효과만이 아니라 스트레스가 많은 상황의 긴장 역시 줄여준다.

일반적으로 가장 많이 활용되고 있는 라벤더오일들의 화학성분 구조를 살펴보면 강장성분인 알콜인 리나룰(linalool)과 진정성분의 에스테르인 리나일아스테이트(linalyl acetate) 함유량의 비율이 균형을 가지면서 나타난다는 것을 볼 수 있다. 그러므로 블렌딩에 있어서 가장 보편적으로 많이 사용될 수 있는 것이다. 버가못과 제라늄의 오일 구성성분도 또한 라벤더와 유사한 것을 볼 수 있으며 밸런싱과 스트레스관련 증상에 많이 사용되고 있다.

로즈마리 캐디(rosemary caddy)는 색을 적용하여 따스한 속성을 가진 성분들을 붉은 계열의 색으로 차가운 속성을 가진 성분들을 푸른 계열을 색으로 사용하여 자극과 진정, 그리고 그 사이를 밸런싱의 효과를 지닌 것으로 오일로 설명한다.

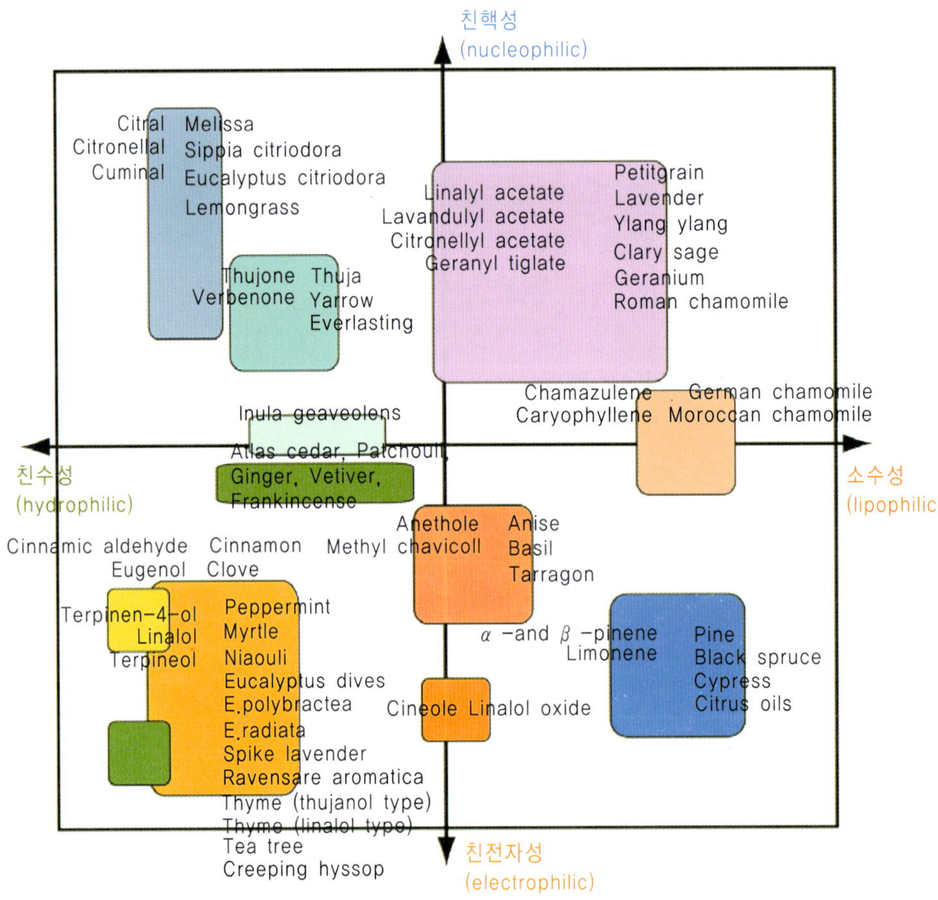

그림 2-5. 화학성분 구조 및 효과도식표

참고 : Kurt Schnaubelt, "Advanced Aromatherapy"

표 2-7. 에센셜 오일 화학구조 효과

분류	신체적효과 & 심리적효과	화학성분 그룹
친전자성	양의 에너지 신체적효과 · 에너지와 활력, 강장, 따스함 · 박테리아의 성장을 방해, 살균 · 자극효과, 항전염효과, 방부 · 항 바이러스, 강장효과, · 신경계의 강화, 근육의 이완 · 산소 공급효과 심리적효과 · 슬픔, 불안, 공포에 효과적	테르펜, 알콜, 페놀류, 에테르, 옥사이드
친핵성	음의 에너지 신체적효과 · 진정, 이완, 차가움 · 상처치유, 항염증, 진정, 이완, 항염증 효과 심리적효과 · 욕구, 불만, 화, 분노, 초조에 효과적	에스테르 세스퀴테르펜, 알데하이드, 케톤
소수성	신체적효과 · 건조, 수렴효과 ,배액효과 심리적효과 · 집착에 효과적	테르펜, 옥사이드
친수성	신체적효과 · 점액용해효과 심리적효과 · 무관심, 고립, 냉담에 효과적	알콜, 알데하이드, 케톤

6. 인체시스템별 증상에 따른 분류

1) 에센셜 오일의 치유효과

에센셜 오일이 갖고 있는 기본적인 치유 효과는 다음과 같다.

- 노폐물 배출효과(detoxification)
- 항염(anti-inflammatory effect)
- 항균 항바이러스 효과(anti bacterial and antifungal effect)
- 수렴작용(astringent effect)
- 위장내의 가스배출효과(carminative effect)
- 발한 효과(diaphoretic effect)
- 이뇨효과(diuretic effcct)
- 생리촉진효과(emmenagogue effect)
- 거담효과(expectorant effect)
- 상처치유효과(granulation stimulation effect)
- 신경계 조절(nervin effect)
- 진정효과(sedative effect)
- 근긴장완화(spasmolytic effect)

(1) 노폐물 배출효과(detoxification)

독소배출(detoxifier)이나 혈액 정화효과가 있다. 이러한 작용은 간, 폐, 림프계, 신장, 장과 한선을 자극시켜 신체의 자연 배설 작용을 도와주는 것이다.

림프 순환촉진, 발한 촉진(diaphoretic) 거담제(expectorant), 이뇨제(diuretic), 간에 좋은 효과(hepatic), 완하제(장의 움직임을 원활하게 하여 대장의 배설 기능을 도와줌), 생리촉진(emmemagogue)과 관련 된다.

(2) 항염(anti-inflammatory effect)

저먼카모마일이나 티몰성분을 함유한 타임, 오레가노, 세이보리 등의 에센셜 오일이 항염 효과가 우수하다.

(3) 항균 항바이러스 효과(anti bacterial and antifungal effect)

에센셜 오일 상당수가 항바이러스 효과를 갖고 있다.

탁월한 확산력을 가지므로 상처, 벌레 물린데, 피부병, 화상에 희석액으로 사용하여 소독 효과를 볼 수 있고 특정 박테리아와 병원균에 대한 항균작용, 방부작용, 항발효작용이 있다.

또한, 많은 에센셜 오일이 항균효과가 우수하지만 가장 강력한 오일들을 페놀성분을 함유하므로 주의가 요구 된다. 그 중 타임 리나울이나 타임 보르네올들이 부드럽게 사용할 수 있는 오일들이다.

그 외 특징으로는

- 항염 작용은 기관지염과 부비강염과 연관된 염증을 다루는데 도움이 된다.
- 거담제는 점낙의 노폐물을 제거하는데 도움이 되면서 호흡계에 효과적이다.
- 항 박테리아성 오일들은 호흡계의 감염을 방지하거나 이에 대항하는데 유용하다.
- 항 바이러스 오일들은 호흡계의 바이러스 감염을 방지하거나 이에 대항하는데 유용하다.
- 항 진균 대표오일 티트리(Tea Tree) 오일은(melaleuca alternifolia) 무좀균이나 캔디다 등에 효과적인 오일이다.

(4) 수렴작용(astringent effect)

에센셜 오일은 인체의 점막이나 조직의 탄력을 주고 수축을 가져와 분비를 막는다.

출혈을 멈추게 한다.

정맥순환 원활(정맥류, 치질), 노폐물의 지나친 배출을 억제(월경과다, 설사, 지나친 발한) 등에 사이프러스, 제라늄, 레몬, 야로우, 패출리 등이 사용된다.

(5) 위장내의 가스배출효과(carminative effect)

위장관의 기능을 원활하게 하여 염증을 억제하고 가스의 배출을 증가시킨다.

소화촉진, 장의 흡수와 장의 연동을 촉진, 소화되지 않은 음식물의 축적방지 효과가 있으며 위액분비작용, 담즙분비작용을 갖는 정유로는 산형과(Umbelliferae family)의 안젤리카, 애니시드, 코리앤더, 캐러웨이, 펜넬, 딜 등이 있다. 이외에도 바질, 카다몬, 베이, 시나몬, 카모마일, 클로브 넛맥, 페퍼민트, 스페아민트, 타임도 효과적이다.

또한, 시트러스계의 정유들이 소화기계에 좋은 효과를 나타내며 식욕증진효과가 있는데 오렌지 등은 내장연동운동을 강화하여 변비치료를 위해 사용되며 담즙분비제로 이용할 수 있다.

(6) 발한 효과(diaphoretic effect)

신체 발한을 촉진하여 순환을 도와서 열을 내려주거나, 피부를 통하여 독소배출도 도와준다.

따뜻하게 하는 발한에 효과적인 오일로는 안젤리카, 바질, 카도몬, 시나몬, 클로브, 유칼립투스, 진저, 로즈마리, 타임이 있으며 차게 하는 발한에 효과적(고열, 다른 감염을 동반 시)인 오일로는 저먼카모마일, 에버래스팅, 페퍼민트, 스페아민트, 야로우 등을 들 수 있다.

(7) 이뇨효과(diuretic effcct)

이뇨 작용을 하여 우리 몸의 노폐물의 제거를 촉진시킨다.

블랙페퍼, 펜넬, 주니퍼 등이 효과적이며 입욕이나 마사지를 함께한다.

(8) 생리촉진효과(emmenagogue effect)

여성의 생식기관에 작용하여 생리기능을 원활하게 한다.

안젤리카, 바질, 캐모마일, 시나몬, 진저, 쟈스민, 쥬니퍼, 라벤더, 멀, 페퍼민트, 로즈, 로즈마리 등이 효과적이며 좌욕이나 허리 천골부위를 마사지하거나 국부압박을 통해서 할 수 있다.

(9) 향이 내분비계에 미치는 방법

특정호르몬선을 자극하여 호르몬분비를 하게 한다.

향이 호르몬과 유사하게 작용하는 경우의 오일로는 바질, 제라늄, 파인, 로즈마리, 세이지가 있다.

뇌하수체분비를 자극하는 오일로는 민트, 쟈스민 등이 있으며 최음제로 작용하는 오일로는 샌달우드, 일랑일랑, 쟈스민 등이 있다.

(10) 거담효과(expectorant effect)

진해 거담효과(expectorant effect)는 기관지 섬모운동을 자극하여 가래(객담)를 배출시키고(stimulating expectorant), 기관지 분비 작용 및 기관지 수축을 억제하여(relaxing expectorants) 가래 객담량을 줄이고 기침을 줄여 진해 효과를 가진다.

거담작용에 대한 연구로는 레몬, 유칼립투스가 호흡기관의 분비액의 분비증가를 촉진하는 것을 확인하였다.(1946년 E.m.boy외)

(11) 진통효과(endorphin)

정유 진통효과는 정유의 항염, 순환활성, 해독효과와 마취작용으로 도움을 받을 수 있다.

클로브 오일에 있는 유제놀이는 치통을 진정시키기 위해 사용하였고, 아줄렌 또는 캄아줄렌 역시 피부에 항염 효과가 있기 때문에 진통효과를 나타낸다.

진정 및 마취작용을 가지고 있는 오일로는 로먼 캐모마일, 일랑일랑, 만다린, 버가못이 있으며 그 외 윈터그린(주성분:methyl salicylate)이 근육통완화를 위해 사용되고, 박하뇌(menthol)가 두통을 완화하기위해 사용된다.

(12) 상처치유효과(granulation stimulation effect)

상처를 방부처리하고 치유과정을 도와주는 오일로서 cicatrisant로 명명, 상처재생을 촉진시키고 흉터조직이 생기는 것을 방지하는 특성이 있다.

버가못, 캐모마일, 라벤더, 멀, 네롤리, 팔마로사, 로즈, 샌달우드 등

(13) 신경계 조절(nervin effect)

신경계 집중효과가 있는 오일로는 바질, 블랙페퍼, 시나몬, 펜넬이 있고 신경계 이완효과로는 버가못, 캐모마일, 클라리세이지, 쟈스민, 라벤더 일랑일랑 등이 있다.

(14) 근긴장완화(spasmolytic effect)

골격근뿐만 아니라 내장근육의 이완을 통하여 통증을 완화시키는 효과 오일로는 캐모마일, 캐러웨이, 펜넬, 오렌지, 페퍼민트가 효과적이다.

표 2-8. 치유효과에 따른 에센셜 오일 분류

효능	설명	오일
Anti inflammatory 항염증	열을 내려 염증을 완화시켜주는	저먼 캐모마일, 유칼립투스, 타임, 오레가노, 세이보리
Hypotensive 저혈압성의	동맥을 확장하여 혈압을 내리는	라벤더, 일랑일랑, 네롤리, 로즈, 로만 캐모마일, 스윗마조람, 멀, 샌달우드, 베티버
Laxative 연하제	배설을 돕는 제제	버가못, 블랙페퍼, 펜넬, 만다린, 마조람, 세이지
Mucolytic 점액용해제	점액을 용해시키거나 화학적 변화를 일으키는 제제	블랙페퍼, 유칼립투스, 로즈마리, 카제풋, 시더우드, 페퍼민트, 니아울리, 마조람, 타임
Nervine relaxant 신경 진정제	신경계를 이완하는 것을 도와줌	캐모마일, 클라리세이지, 프랑킨센스, 제라늄, 그레이프프룻, 라벤더, 샌달우드, 일랑일랑
Neuro-tonic/ Nervin tonic 신경강화제	신경계를 강화하는 것을 도와줌	바질, 로즈마리, 시나몬 시더우드, 유칼립투스, 메이창, 타임, 티트리, 페퍼민트
Rubefacient 발적제	부위를 따뜻하게 하여 홍반을 일으킴으로써 산소와 영양분 공급을 증가시키는 물질	블랙페퍼, 클로브, 진저, 시나몬, 넛맥, 베티버, 타임
Sedative 진정제	신경계를 진정하는 것을 도와줌으로서 스트레스완화에 효과적	라벤더, 캐모마일, 마조람, 일랑일랑, 샌달우드, 네롤리
Stimulant 촉진제	신체의 생리적 기능을 촉진 시키는 요인	바질, 카제풋, 블랙페퍼, 유칼립투스, 쥬니퍼, 로즈마리, 메이창, 레몬글라스, 멜리사
Tonic 강장제	신체의 전체 혹은 특수 부위를 강화시키고 생기를 부여해줌	블랙페퍼, 로즈마리, 레몬글라스, 메이창, 멜리사
Uplifting 기분을 고양하는	감성을 고조시키는 것을 도와줌	바질, 로즈마리, 페퍼민트, 타임, 레몬
Vulnerary 상처치유에 효과적	상처를 빠르게 치유하는 것을 도와줌	라벤더, 프랑킨센스, 멀, 샌달우드, 로즈마리, 로즈우드

2) 인체시스템별 증상에 따른 분류

(1) 신경계

신경계의 특징

감각에 따른 정보 수집과 그에 따른 자극에 대한 반응을 통해 몸에 생리학적 정보를 전달해 주는 것.

신경계의 기능

감각 : 외부의 혹은 내부의 몸에서 일어나는 변화 혹은 자극을 느끼는 것.

예) 내부자극 : 위가 음식으로 인하여 늘어남, 혈액 속의 산의 증가

외부자극 : 빗방울이 머리에 떨어짐, 장미 향기를 느낌

통합 : 자극 혹은 변화를 측정, 연구하여 몸에 축적하거나, 행동으로 보여주거나, 배출여부를 결정.

운동 : 자극에 의한 결과로 근육을 움직이거나, 내분비 샘들을 자극함.

신경계 주요 증상과 에센셜 오일

정신강장(Nervine tonic) : 시더우드, 베티버, 멀, 샌달우드, 타임, 시나몬

항경련(Anti convulsive) : 클라리세이지, 라벤더, 마조람, 쟈스민, 일랑일랑, 로즈우드

항우울(Antidepressant) : 버가못, 클라리세이지, 로즈, 쟈스민, 라벤더, 페티그레인, 샌달우드

진정(Sedative) : 샌달우드, 캐모마일, 쟈스민, 라벤더, 클라리세이지, 만다린, 마조람, 로즈, 일랑일랑, 버가못

진통(Analgesics) : 캐모마일, 유칼립투스, 진저, 라벤더, 마조람, 로즈우드, 로즈마리, 타임, 페퍼민트

쇼크(Shock)완화 : 로즈, 에버래스팅, 네롤리, 일랑일랑

조급, 흥분(Irritability) : 버가못, 캐모마일, 클라리세이지, 프랑킨센스, 쟈스민, 쥬니퍼, 라벤더, 마조람, 멜리사, 네롤리, 패촐리, 샌달우드, 일랑일랑

정신자극(Mental stimulant) : 페퍼민트, 넛맥, 클로브버드, 로즈마리

강박증(Obsessional) : 라벤더, 사이프러스, 네롤리

분노(Anger) : 네롤리, 쟈스민, 제라늄

두통(Headache) : 라벤더, 로즈, 캐모마일, 페퍼민트, 유칼립투스, 마조람, 레몬, 멜리사

간질(Epilepsy) : 캐모마일, 라벤더, 일랑일랑, 로즈, 네롤리

(2) 호흡계

호흡계의 특징

외부로부터 산소를 체내로 흡입하여 세포로 운반하고, 세포의 대사활동 결과 발생한 이산화탄소를 체외로 배출하는 전 과정을 말하며 구강과 코를 통해 에너지 교감을 갖는 곳이기도 하다.

호흡계의 기능

· 가스 교환 및 흡입 공기의 정화

가스 교환 : 혈액 중 산소와 이산화탄소 농도의 변화는 호흡 중추를 자극해 호흡을 유도하여 산소와 이산화탄소 농도의 균형을 잡게 한다.

- 가습작용
- 정화 작용
- 목소리를 내는 발성

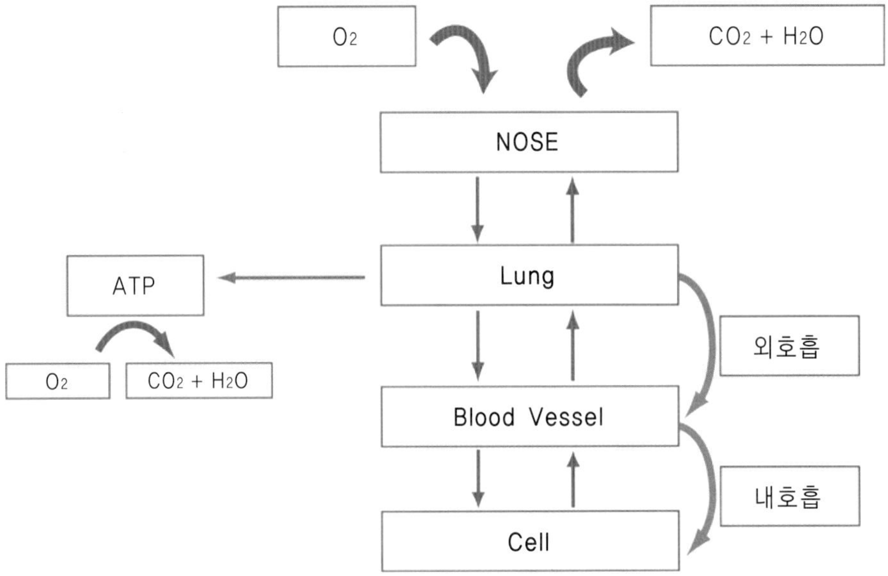

호흡계 주요 증상과 에센셜 오일

기침(Cough) : 마조람, 라벤더, 사이프러스, 유칼립투스, 페퍼민트, 타임
감기(Flu) : 유칼립투스, 카제풋, 티트리, 유칼립투스, 레몬, 파인, 니아울리, 진저, 타임, 히솝, 시나몬
가래(Sputum), 거담(Expectorant) : 안젤리카, 블랙페퍼, 시더우드, 프랑킨센스, 파인, 로즈우드, 진저, 샌달우드, 타임, 애버래스팅, 카다멈
기관지염(Bronchitis) : 벤조인, 유칼립투스, 티트리, 카제풋, 타임, 로즈우드, 베티버, 페퍼민트, 멀, 니아울리, 진저, 벤조인, 세이지
천식(Asthma) : 라벤더, 클라이세이지, 캐모마일, 시더우드, 프랑킨센스, 멜리사, 버가못, 제라늄
인후통, 흉통(Sore throat) : 블랙페퍼, 카제풋, 유칼립투스, 페퍼민트, 티트리, 벤조인, 타임, 마조람, 시나몬, 파인, 세이지, 로즈마리
해열(Fever) : 카제풋, 캐모마일, 유칼립투스, 레몬, 레몬글라스, 니아울리, 팔마로사, 세이지, 페퍼민트, 히솝, 라임
면역강화(Immuno-stimulant) : 티트리, 유칼립투스, 레몬, 니아울리, 로즈마리, 타임, 카제풋

(3) 소화계

소화계의 특징

음식물의 복잡하고 형태가 큰 성분분자를 구조가 단순하고 크기가 작은 분자로 분해하는 과정을 소화(digestive), 분해된 산물을 혈액 내로 이동시키는 과정을 흡수(absorption)라고 하고 소화기계(구강-항문)는 소화관(구강, 식도, 위, 소장, 대장, 항문)과 소화를 돕는 부속기(치아, 혀, 타액선, 간장, 담낭, 췌장)로 이루어져 있다.

소화계의 기능

소화기계는 섭취된 음식물을 더 작은 분자로 분해한 후 혈액 내에 흡수시키고 불필요한 물질은 체외로 배출시키는 작용을 하는 기능을 한다.

소화계 주요 증상과 에센셜 오일

소화불량(Indigestion) : 블랙페퍼, 바질, 시나몬, 팔마로사, 카다멈, 캐롯씨드, 페퍼민트, 만다린, 오렌지
변비(Constipation) : 캐모마일, 마조람, 오렌지, 클로브, 진저, 라벤더, 쥬니퍼, 블랙페퍼, 코리엔더, 넛맥, 레몬글라스, 팔마로사, 메이창, 만다린, 카다멈
구풍(Carminative) : 안젤리카, 코리엔더, 펜넬, 카제풋, 페퍼민트, 로즈마리, 바질

설사(Diarrhea) : 넛맥, 시나몬, 진저, 클로브, 캐롯씨드, 안젤리카, 야로우, 캐모마일
과민성 장증후군(Irritable bowel syndrome) : 라벤더, 캐모마일, 마조람, 멜리사, 로즈, 네롤리, 페티그레인, 페퍼민트
간울혈(Sluggish liver) : 로즈마리, 캐롯씨드, 샐러리씨드, 레몬, 세이지, 캐모마일, 야로우, 티트리, 유칼립투스, 로즈
메스꺼움, 구토(Nausea) : 페퍼민트, 진저, 로먼캐모마일, 코리엔더, 펜넬, 넛맥, 멜리사, 애니씨드

(4) 근골격계

근골격계의 특징

인대, 뼈, 근육이 서로 연결되어 몸을 지탱하고, 움직이고, 형태를 만들어 주는 시스템이다. 인대, 뼈, 근육은 우리 몸 안에서 일어나는 생리학적 반응에 의한 결과물로 우리 몸의 내장기의 형태를 나타내기도 한다.

근골격계의 기능

- 보호
- 신체지주, 자세유지
- 운동
- 조혈
- 저장
- 신체의 능동적 운동
- 체열생산 : 정상체온 유지
- 호흡운동
- 혈관의 수축으로 인한 혈액순환
- 소화관 운동 : 음식물 이동
- 배뇨·배변 활동

근골격계 주요 증상과 에센셜 오일

진통완화(Analgesics) : 저먼캐모마일, 유칼립투스, 카제풋, 라벤더, 마조람, 페퍼민트, 로즈마리, 타임, 클로브, 진저
항염(Anti-inflammatory) : 저먼 캐모마일, 애버래스팅, 야로우, 타임, 클로브, 시나몬

류마티스질환(Anti rheumatics) - 이 효능은 독소배출(detoxifying), 항염(antiinflammatory), 발적(rubefacient) 그리고 이뇨(diuretic) 효능들이 있어 류마티스 질환에 도움을 주는 오일들을 말한다. 류마티스 질환의 증상은 염증으로 인해 열감이 있기도 하고, 만성일 경우 차가울 수 있다.
: 블랙페퍼, 카제풋, 저먼 캐모마일, 유칼립투스, 진저, 쥬니퍼, 마조람, 파인, 로즈마리, 타임, 팔마로사, 캐롯씨드, 엘레미
관절염(Arthritis) : 쥬니퍼, 캐롯 씨드, 레몬, 펜넬, 그레이프 프룻, 코리엔더, 애니씨드
근육 경련(Muscle spasm) : 캐모마일, 마조람, 멜리사, 라벤더, 진저
통풍(Gout) : 쥬니퍼베리, 애니씨드, 안젤리카, 캐롯씨드, 파인, 쥬니퍼, 바질, 블랙페퍼, 로즈마리, 사이프러스
발적제(Rubefacient) : 진저, 시나몬, 블랙페퍼, 유칼립투스, 로즈마리, 클로브
염좌(Sprain) : 스파이크 라벤더, 캐모마일, 라벤더, 로즈마리, 파인, 타임, 마조람

(5) 순환계

순환계의 특징

혈액순환은 인체의 항상성을 유지하는데 있어서 매우 중요한 기능을 한다.

사람과 같은 다세포 동물은 생명유지 현상의 일환으로 혈액이 체내를 순환하여 몸 전체의 세포 사이에서 혈액가스, 영양소, 비타민, 호르몬, 전해질, 항체 및 노폐물 등을 교환하여야 한다.

순환계의 기능

순환계는 오른쪽 심장에서 시작되어 허파(폐)를 거치는 폐순환계(pulmonary circulation system, 소순환계)와 왼쪽 심장에서 시작하여 온몸의 조직을 순환한 후 다시 오른 심장으로 되돌아오는 몸통 순환계(systemic circulation system, 대순환계)로 이루어져 있다.

순환계 주요 증상과 에센셜 오일

동맥경화(Arteriosclerosis) : 로즈마리, 레몬, 야로우, 라벤더, 발레리안, 마조람, 쥬니퍼, 캐모마일, 네롤리
고혈압(Hypertensive) : 라벤더, 마조람, 일랑일랑, 캐모마일, 클라리세이지, 샌달우드, 베티버, 버가못, 로즈 쟈스민, 네롤리

저혈압(Hypotensive) : 바질, 로즈마리, 펜넬, 페퍼민트, 블랙페퍼, 캐러웨이, 코리엔더, 클로브, 시나몬, 타임, 안젤리카

심계항진(Palpitations) : 네롤리, 일랑일랑, 로즈, 멜리사, 캐모마일, 라벤더, 클라리세이지, 발레리안, 버가못

셀룰라이트(Cellulite) : 로즈마리, 바질, 타임, 그레이프프룻, 코리엔더, 쥬니퍼, 사이프러스, 페티그레인, 레몬, 세이지

정맥류(Varicose vein) : 사이프러스, 제라늄, 로즈, 야로우, 프랑킨센스, 시더우드, 멀

치질(Hemorrhoids) : 제라늄, 패촐리, 사이프러스, 로즈, 야로우, 프랑킨센스, 멀

부종(Edema) : 펜넬, 제라늄, 사이프러스, 쥬니퍼, 로즈마리, 딜, 안젤리카, 라벤더, 타임, 그레이프 프룻, 페퍼민트

(6) 생식계

생식계의 특징

생식에 관여하는 기관을 생식(reproductive organs)이라 하고 생식기의 기본적인 기능은 성세포(정자와 난자)의 생산과 성호르몬의 분비이다.

출생 후 12~15세까지는 남자나 여자 모두 생식기의 기능이 확실하지 않다.

그러나 뇌하수체에서 성선자극호르몬이 분비되기 시작하면 생식기의 성숙이 시작되고 생식 기능을 갖게 된다.

생식계의 기능

성세포(정자와 난자)의 생산과 성호르몬의 분비

- 고환 : 정자생성, 남성호르몬을 분비하는 생식샘(성선, sexual gland)
- 난소 : 난자생성, 난포호르몬(estrogen)과 황체호르몬(progesterone)을 분비하는 내분비샘.

생식계 주요 증상과 에센셜 오일

월경곤란(Dysmenorrhea) : 클라리 세이지, 캐모마일, 마조람, 라벤더, 사이프러스, 제라늄, 발레리안, 진저, 넛맥

월경과다(Menorrhea) : 사이프러스, 제라늄, 로즈, 야로우, 캐모마일, 라벤더

무월경(Amenorrhea) : 안젤리카, 캐롯씨드, 샐러리씨드, 시나몬, 클라리 세이지, 딜, 펜넬, 히숍, 쥬니퍼, 마조람, 로즈
폐경기(Menopause) : 로즈, 쟈스민, 샌달우드, 제라늄, 일랑일랑, 펜넬, 캐모마일, 버가못, 라벤더, 그레이프 프룻, 로즈마리, 레몬, 레몬글라스
월경전증후군(PMS.Premenstrual Syndrome) : 제라늄, 사이프러스, 그레이프 프룻, 클라리 세이지, 쟈스민, 버가못, 팔마로사, 멜리사, 네롤리, 일랑일랑
소양증(Pruritus) : 티트리, 카제풋, 제라늄, 라벤더, 타임, 멀, 야로우, 버가못
불감(Frigidity) : 로즈, 쟈스민, 샌달우드, 클라리 세이지, 일랑일랑, 네롤리
임신(Pregnancy) : 쟈스민, 만다린, 네롤리, 제라늄, 샌달우드, 일랑일랑, 베티버, 패출리
분만(Childbirth) : 프랑킨센스, 쟈스민, 라벤더, 로즈, 네롤리, 만다린, 클라리세이지
생식기감염(Genital infection) : 티트리, 제라늄, 라벤더
수유(Lactation) : 펜넬, 제라늄, 쟈스민, 레몬글라스
임신선(Stretch marks) : 라벤더, 로즈우드, 프랑킨센스, 멀, 윗점캐리어 오일

(7) 비뇨기계

비뇨기계의 특징

물질대사 과정에서 발생한 분해산물 중에서 생체에 불필요한 물질이나 노폐물질은 체외로 버리게 된다. 이와 같이 체외로 버리는 것을 배설이라고 하며 허파(폐), 간, 콩팥(신장), 피부 및 소화샘을 거쳐 일어난다.

오줌의 생성, 배출에 관여하는 기관들을 비뇨기계(urinary system)라 하며 콩팥, 요관, 방광 및 요도가 이에 속한다.

비뇨기계의 기능

신장은 오줌을 만들고 이것을 배설하는 기관으로 체액의 항상성을 유지하는 중요한 기관이다.

· 신장의 기능
- 혈액에서 노폐물을 여과시키고 뇨를 생산하는 비뇨기의 중심기관이다.

· 신장의 역할
- 뇨를 생성해 체액의 항상성을 유지
- 혈압 조정
- 적혈구생성
- 비타민D 활성화

비뇨기계 주요 증상과 에센셜 오일

방광염(Cystitis) : 시더우드, 버가못, 티트리, 타임, 프랑킨센스, 쥬니퍼, 멀, 샌달우드, 티버, 파인, 니아울리, 레몬, 로즈우드
칸디다증(Candida), 아구창(aphtha) : 티트리, 카제풋, 니아울리, 버가못, 팔마로사, 히솝, 세이지, 타임, 애버래스팅, 파인

(8) 외피계

외피계의 특징

피부는 신체의 전체 표면을 덮고 있는 질긴 막으로써 신체를 보호하고 체온조절, 물질대사, 지방분의 저장 등의 기능

외피계의 기능

- 신체의 보호
- 체온조절
- 수분, 지방질 등 기타 물질의 배설
- 촉감, 온열감 및 통각의 감수
- 약물 등의 흡수
- 비타민 D의 저장

외피계 주요 증상과 에센셜 오일

타박상, 멍(Bruise) : 라벤더, 티트리, 캐모마일, 제라늄, 펜넬, 히솝, 사이프러스
화상(Burn) : 라벤더, 티트리, 저먼 캐모마일, 제라늄, 야로우
습진(Eczema) : 캐모마일, 티트리, 야로우, 로즈, 멜리사, 라벤더, 멀, 벤조인, 시더우드, 쥬니퍼, 제라늄, 패출리
여드름(Acne) : 티트리, 버가못, 제라늄, 라벤더, 카제풋, 사이프러스, 쥬니퍼, 팔마로사, 페티그레인, 패출리, 레몬유칼립투스, 니아울리
사마귀(Wart) : 티트리, 클로브, 시나몬, 레몬 유칼립투스, 레몬글라스, 시더우드, 레몬, 타겟
티눈(Corn) : 티트리, 타겟, 캐롯씨드, 라벤더
땀띠(Miliaria) : 라벤더, 캐모마일, 티트리
건선(Psoriasis) : 카제풋, 멀, 라벤더, 시더우드, 안젤리카, 티트리

단순포진(Herpes simplex) : 티트리, 멜리사, 라벤더, 버가못, 멀, 제라늄, 레몬유칼립투스, 캐모마일, 야로우, 레몬
노화피부(Aging skin) : 로즈, 프랑킨센스, 멀, 샌달우드, 쟈스민, 제라늄, 갈바넘, 엘레미, 팔마로사, 패촐리
지성피부(Oily skin) : 티트리, 레몬, 버가못, 쥬니퍼, 시더우드, 라벤더, 제라늄, 팔마로사
건성피부(Dry skin) : 로즈, 샌달우드, 네롤리, 라벤더, 제라늄, 멀, 로즈우드, 캐모마일
민감피부(Sensitive skin) : 캐모마일, 로즈, 쟈스민, 라벤더, 캐롯씨드, 야로우
탈모(Hair loss) : 로즈마리, 라벤더, 시더우드, 캐모마일, 세이지, 쥬니퍼, 사이프러스, 파인

이상으로 에센셜 오일의 효과를 정리하면 다음과 같다.

1. 체질개선, 혈액정화효과(alterative)
2. 항염(anti-inflammatory effect)
3. 항균 항바이러스 효과(anti bacterial and antifungal effect)
4. 수렴작용(astringent effect)
5. 위장내의 가스배출효과(carminatice effect)
6. 발한 효과(diaphoretic effect)
7. 이뇨효과(diuretic effcct)
8. 생리촉진효과(emmenagogue effect)
9. 거담효과(expectorant effect)
10. 상처치유효과(granulation stimulation effect)
11. 신경계 조절(nervin effect)
12. 진정효과(sedative effect)
13. 근긴장완화(spasmolytic effect)

표 2-9. 인체의 시스템에 따른 오일의 분류

인체의 시스템 Body System	에센셜 오일 Essential Oils
신경계 Nervous	바질, 버가못, 캐모마일, 라벤더, 로즈마리, 일랑일랑, 넛맥, 네롤리, 프랑킨센스, 쟈스민, 패출리, 베티버, 메이창, 파인
호흡계 Respiratory	유칼립투스, 페퍼민트, 티트리, 카제풋, 니아울리, 타임, 레몬, 파인, 히솝, 프랑킨센스, 시더우드, 라벤사라
소화계 Digestive	안젤리카 루트, 애니씨드, 코리엔더, 펜넬, 시나몬, 팔마로사, 베티버, 오렌지 스윗, 마조람스윗, 레몬글라스, 페퍼민트
생식계 Reproductive	클라리세이지, 캐롯씨드, 제라늄, 쟈스민, 로즈, 멀, 펜넬 샌달우드, 일랑일랑
순환계 Circulation	바질, 블랙페퍼, 사이프러스, 시나몬, 쥬니퍼, 페퍼민트, 로즈마리, 유칼립투스, 시트러스, 시트로넬라, 페티그레인, 제라늄
근육계 Muscles	블랙페퍼, 카제풋, 시나몬 바크, 클로브버드, 캐모마일, 진저, 마조람 스윗, 쥬니퍼, 사이프러스, 페퍼민트, 로즈마리
비뇨기계 Urinary	버가못, 시더우드, 카제풋, 멀, 니아울리, 샌달우드, 티트리, 파인, 클로브, 타임
면역 Immune	멜리사, 에버래스팅, 유칼립투스, 야로, 머틀, 티트리, 타임
피부 Skin	카제풋, 티트리, 니아울리, 레몬, 멀, 팔마로사, 쥬니퍼 라벤더, 제라늄, 로즈, 샌달우드, 프랑킨센스, 로즈우드, 패출리, 캐모마일

표 2-10. 약리적 효능에 따른 에센셜 오일 분류

효능	설명	오일
저혈압성의 Hypotensive	동맥을 확장하여 혈압을 내리는	라벤더, 일랑일랑, 네롤리, 로즈, 로만 캐모마일, 스윗마조람, 멀, 샌달우드, 베티버
연하제 Laxative	배설을 돕는 제제	버가못, 블랙페퍼, 펜넬, 만다린, 마조람, 세이지
점액용해제 Mucolytic	점액을 용해시키거나 화학적 변화를 일으키는 제제	블랙페퍼, 유칼립투스, 로즈마리, 카제풋, 시더우드, 페퍼민트, 니아울리, 마조람, 타임
신경 진정제 Nervine relaxant	신경계를 이완하는 것을 도와줌	캐모마일, 클라리세이지, 프랑킨센스, 제라늄, 그레이프프룻, 라벤더, 샌달우드, 일랑일랑
신경강화제 neuro-tonic/ nervin tonic	신경계를 강화하는 것을 도와줌	바질, 로즈마리, 시나몬 시더우드, 유칼립투스, 메이창, 타임, 티트리, 페퍼민트
발적제 Rubefacient	부위를 따뜻하게 하여 홍반을 일으킴으로써 산소와 영양분 공급을 증가시키는 물질	블랙페퍼, 클로브, 진저, 시나몬, 넛맥, 베티버, 타임
진정제 Sedative	신경계를 진정하는 것을 도와줌으로써 스트레스완화에 효과적	라벤더, 캐모마일, 마조람, 일랑일랑, 샌달우드, 네롤리
촉진제 Stimulant	신체의 생리적 기능을 촉진 시키는 요인	바질, 카제풋, 블랙페퍼, 유칼립투스, 쥬니퍼, 로즈마리, 메이창, 레몬글라스, 멜리사
강장제 Tonic	신체의 전체 혹은 특수 부위를 강화시키고 생기를 부여해줌	블랙페퍼, 로즈마리, 레몬글라스, 메이창, 멜리사
기분을 고양하는 uplifting	감성을 고조시키는 것을 도와줌	바질, 로즈마리, 페퍼민트, 타임, 레몬
상처치유에 효과적 Vulnerary	상처를 빠르게 치유하는 것을 도와줌	라벤더, 프랑킨센스, 멀, 샌달우드, 로즈마리, 로즈우드

7. 에센셜 오일의 추출과 품질

1) 에센셜 오일의 추출

추수

추수시기에 따라서 식물이 함유하고 있는 에센셜 오일의 성분의 변화가 있을 수 있다.

페퍼민트 꽃이 막 피기 시작할 때 추수하여 추출하면 가장 많은 양의 에센셜 오일을 얻을 수 있으며 세이지의 경우 꽃이 피고 나서 추수할 경우 알파 - 튜존의 자극적이 성분이 함유되게 되므로 꽃이 피기 전에 추수하여야 한다. 그리고 로즈(rose : rosa damascena)는 추수를 하자마자 즉시 증류를 해야 하기도 하고 라벤더(lavender : lavendular officinalis)의 경우는 식물 내에 있는 과잉의 수분을 증발시키기 위해 몇 일간 그대로 두기도 한다.

에센셜 오일의 추출 방법

에센셜 오일을 얻는 방법은 크게 두 가지인데 하나는 물만을 사용하여 순수하게 100% 에센셜 오일을 추출하는 방법이고 나머지 하나는 알코올이나 기타 유기용매(어떤 특정 물질을 녹여내는 성질을 가지고 있는 액체 원료)를 이용하여 오일을 추출하는 방법이다. 즉 에센셜 오일을 녹여내는 용매를 사용하는 방법과 용매를 사용하지 않는 방법으로 나눌 수 있으며, 또한 어떤 용매를 사용했는가와 얼마만큼 용매를 제거했느냐에 따라 에센셜 오일의 질이 결정되게 되고 이는 가격에도 영향을 미치게 된다.

그러므로 에센셜 오일을 사용함에 앞서 어떤 추출 과정을 거쳐서 얻어진 오일인지 확인하는 것은 중요하다.

주요한 추출 방법으로는 증기 증류법, 압착법, 에센셜 오일을 녹이는 용매로 사용하는 용매 추출법이 있다. 사용하는 용매의 특성에 따라 냉침법과 온침법과 같은 비휘발성 용매추출과 솔벤트 추출 등의 휘발성 용매추출로 세분할 수 있다.

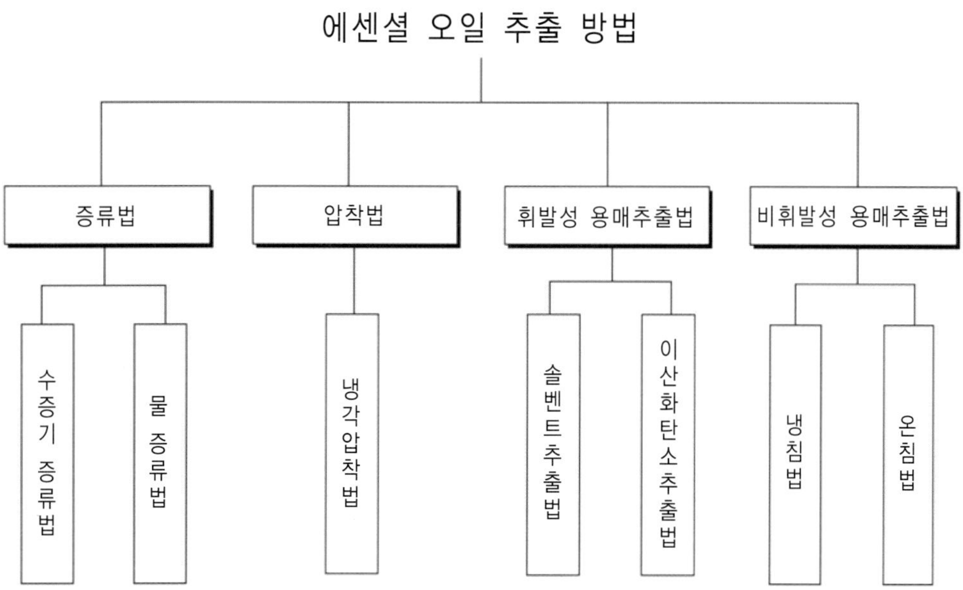

정유의 추출 방식

1. 증류법(Distillation)
2. 압착법(Expression)
3. 용매추출법(Solvent extraction)
   1) 휘발성용매 추출법, 비휘발성 용매추출
   2) 비휘발성용매 추출법, 비휘발성 용매추출
      - 냉침법(enfleurage)
      - 온침법(maceration)

증류법

증류는 휘발성액체를 끓는점까지 가열하여 증기로 바꾼 후 그 증발된 물질을 다시 냉각 응축시켜 액체로 만드는 과정이다. 끓는점에 따라서 다양한 성분이 시간차별로 분리되어 추출된다. 5000년 전부터 이용되었던 방법이며 11세기 아랍의 의사인 아비센나(Avicenna,980-1037)가 장미를 이용하여 오일을 추출하는 방법을 이용하여 재발견한 이후 많이 상용되고 있다. 증류는 추출법이 간단하고 가장 경제적인 방법이다. 하지만 증류방법은 에센셜 오일의 질을 결정한다. 압력이나 온도가 너무 높은 경우에는 향 분자의 분자구조에 변화를 일으키며 이는 곧 정유의 화학적 성분에도 변화를 미칠 수 있다. 증류에는 물 증류, 수증기증류, 혼합증류 방식이 있다.

에센셜 오일에서의 탑, 미들, 베이스 노트(Top, Middle, Base Notes)의 의미

에센셜 오일을 증류하는데에는 많은 기술이 요구되는데 증류기의 기본적인 역할은 가능한 한 식물에 존재하는 상태 그대로의 오일로 추출하는 것이다. 증류과정에서 휘발되는 속도에 따라서 다음과 같이 분류할 수 있다.

탑노트	이들은 아주 가벼워서 가장 먼저 휘발되는 분자이다. 탑노트 에센셜 오일의 예는 바질(Basil)이다.
미들노트	일부는 가벼운 분자도 포함하지만 대부분이 약간 큰 분자들이며 일부는 무거운 분자들도 있다. 예) 라벤더(Lavender)
베이스노트	대부분 무거운 분자들도 되어 있으나, 일부는 중간이나 가벼운 분자들도 있다. 예) 프랑켄센스

라벤더의 증류(Distillation of Lavender)

Lavandula angustifolia를 증류할 때에는 압력은 3파운드, 온도는 245도를 넘어서는 안되며 증류시간은 최소 1시간 30분 이상 동안 증류되어야 한다. 이러한 상태에서 비교적 큰 분자인 쿠마린 coumarin(Herniarin)이 증류되어 우수한 라벤더 오일의 진정효과를 지니게 된다. 그러나 경제적인 면을 고려하면, 라벤더를 매우 고압력과 고온의 상태에서 15분간 증류하는 방법이 효과적이며, 이러한 증류과정으로 추출된 오일도 순수한 정유로 여긴다.

물 증류법 (Water Distillation)

식물을 물에 담군 상태에서 낮은 온도와 압력을 끓이면서 오일을 얻는 방식이다. 수증기 증류에 비해서 낮은 온도에서 진행되므로 열에 민감한 네롤리, 로즈 오일의 추출에 적합하다. 시간이 많이 걸리므로 라벤더 같은 오일은 함유성분인 에스테르가 분해되어 버리므로 부적합하다(Battaglia, 1995).

수증기 증류법(Steam Distillation)

증류는 식물에서 에센셜 오일을 분리시키는데 있어서 가장 오래고 일반적인 사용방법이다. 수증기 증류법은 가장 경제적이고 대량으로 아로마 오일을 얻어낼 수 있고, 짧은 시간에 많은 양을 추출할 수 있다는 장점이 있으나, 고온에서 열에 의해 불안정한 성분이 파괴되기도 한다. 거의 대부분의 아로마 오일들이 수증기 증류법에 의해 추출되고 있다.

- 식물의 정유를 함유하고 있는 분비선에서 에센셜 오일을 추출하기 위해서 식물을 건조시키고 자르고 으깨는 준비과정이 필요하다.
- 준비된 에센셜 오일이 함유된 식물의 부분들을 밀봉된 커다란 증류기에 넣고 물을 끓인 수증기가 이 용기를 지나가도록 한다(가마솥에서 떡을 찌는 원리와 같다).
- 열과 압력으로 인하여 식물에서 분리된 에센셜 오일분자가 휘발되어 수증기와 섞인 상태가 되면서 증류기의 상층부로 모이게 된다.
- 휘발성 정유를 함유한 수증기를 냉각기나선형 튜브를 통과시키게 되면 에센셜 오일 분자와 수증기는 냉각과정을 거치고 다시 응축되면서 액체로 변하는 액화현상이 일어나게 된다.
- 액체가 되면서 오일과 물은 서로 섞이지 않기 때문에 오일분자는 물위에 뜨게 되는데 이 오일 분자가 에센셜 오일로 이를 물로부터 분리하여 에센셜 오일을 얻게 된다.
- 이 증류액에는 물보다 비중이 작은 아로마 에센셜 오일이 위에 뜨게 되고 오일보다 무거운 물은 용기의 아래 부분에 모이게 되는데 이것이 플로랄워터(Floral water) 혹은 하이드로랫(Hydrolat)이다. 플로랄 워터는 증류과정의 부산물로 1L에 2gm 정도의 아주 적은 양의 에센셜 오일이 분산되어 있다. 플로랄 워터는 하이드로랫(Hydrolat), 하이드로졸(Hydrosol)이라고도 하는데 그에 해당하는 에센셜 오일과 유사한 특성을 가지고 있으며 피부에 직접 사용할 수 있다. 스킨 토너로 사용하면 이상적이다. 하이드로졸은 다른 에센셜 오일과 혼합하여 사용할 수는 있지만 캐리어 오일이나 다른 식물성 오일 베이스인 크림과는 혼합되지 않는다. 대부분 투명하지만 연 핑크에서 연 바이올렛까지 연한 색을 띄기도 한다. 어둡고 시원한 곳에 보관하는 것이 좋고 되도록이면 냉장 보관하는 것이 좋아 대부분의 하이드로졸은 2~3년 보관이 가능하다.

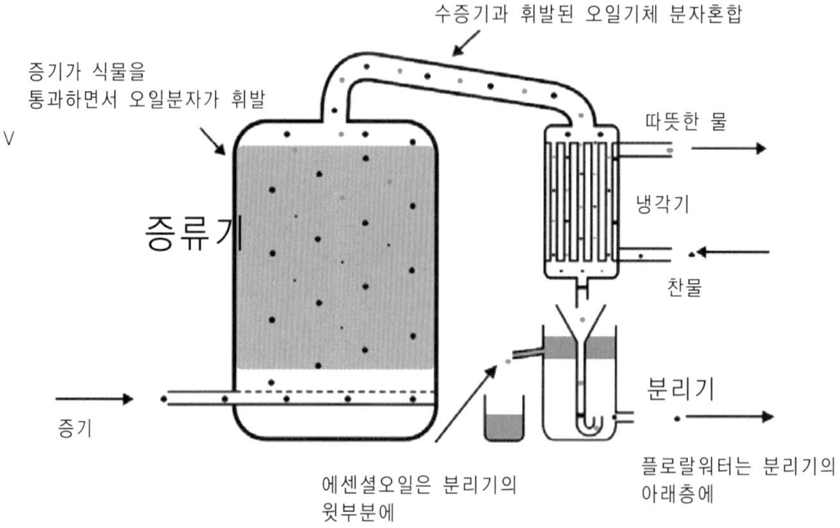

그림 2-6. 증기증류

분별증류

일반적인 증류와 같은 형태로 진행되지만 끓는점의 차이에 따라서 단계적으로 나누어서 추출하는 방식이다.

예) 일랑일랑

일랑일랑은 이러한 예로 일랑일랑 엑스트라, no1, no2, no3 단계적으로 추출이 이루어진다. 단계별 추출오일을 모두 다 혼합하면 일랑일랑 컴플리트라고 불리운다.

처음에 30분에서 1시간 이내로 증류하여 얻어지는 것이 'extra'등급, 점점 증류시간을 늘려가면서 1st, 2nd, 3rd 등급의 오일을 추출. 처음에는 가벼운 휘발성분이 시간이 지날수록 세스키테르펜 같은 무거운 성분이 많아진다.

엑스트라 등급은 향이 가장 좋으며 신경계 진정, 완화를 위해서는 엑스트라 1st 등급이 좋고, 항염 효과를 위해서는 오히려 세스키테르펜 성분 함량이 높은 2nd, 3rd 등급이 효과적일 수 있다.

압착법(Expression)

압착법은 허브의 열매, 특히 감귤류의 껍질 등을 직접 압착하여 아로마 오일을 얻는 방법이다. 압착을 할 때 일부 성분이 파괴되는 것을 막기 위해 냉각한 후 압착하기 때문에 '냉각 압착법'이라고도 한다. 이 추출방법은 주로 레몬, 오렌지스위트, 버가못, 그레이프후르트 등의 감귤류에만 사용되는데, 감귤류의 에센셜 오일은 작은 껍질의 표면 바로 밑에 있는 기름 주머니(sacs)에 존재하므로 간단히 짜내기만 하면 되기 때문이다.

압축으로 얻어진 오일들은 증류법으로 추출된 오일보다 보존기간이 짧다. 따라서 냉암소에 보관하는 것이 최상이며, 개봉한 지 6개월 이후부터는 변질되기 시작할 수 있다. 압착법은 시트러스군의 오일 - 레몬(Lemon), 버가못(Bergamot), 오렌지(oranage) 같은 식물에서 오일을 얻을 때 많이 사용된다.

휘발성용매추출법(Solvent Extraction)

솔벤트 추출법은 증기 증류로는 에센셜 오일을 많은 양 추출하기 어려운 경우와 섬세한 향을 그대로 추출하기 위해 사용할 수 있다. 꽃뿐만 아니라 고무, 수지에 해당되는 에센셜 오일을 추출할 때 사용된다.

· 콘크리트(Concrete)

신선한 꽃들을 용기에 넣고 헥산과 같은 휘발성 탄화수소 용매제를 부어주게 되면 천연 꽃잎에서 왁스와 색소, 그리고 약 55% 정도의 에센셜 오일이 혼합된 형태의 반고형 물질인 콘크리트(concrete)가 형성된다.

45에서 60도의 온도에서 순수한 알코올(에탄올)을 이용하여 빠르게 젓게 되면, 콘크리트가 분해되면서 에센셜 오일은 알코올에 용해되고 소량의 왁스, 지방과 비휘발성 오일만 남게 된다.

· 앱솔루트(Absolute)

왁스는 에탄올알콜에 거의 용해가 되지 않으므로 대부분의 왁스를 제거하기 위해서는 대량의 알코올성 추출용액을 영하 12도로 냉각시킨다. 그런 다음 이 알코올성 용액을 여과하고 압력을 내린 진공 증류기에서 증류에 의해 알코올을 제거하게 되면 최종 산물인 앱솔루트라고 불리는 에센셜 오일이 추출된다.

이 방법으로 추출된 오일의 이름에는 '앱솔루트(Absolute)'가 표기된다. 예를 들면 수증기 증류로 얻어진 로즈 오일은 Rose otto이며 솔벤트 추출로 얻어진 오일은 Rose absolute가 된다. 몇 명의 아로마테라피스트들은 솔벤트 추출방법이 앱솔루트에 솔벤트 잔여물이 남게 되고 이것이 피부 자극을 유발한다는 이유로 앱솔루트를 사용하는 것을 선호하지 않는다.

· Rose Absolute	솔벤트 추출
· Rose Otto	증기 증류 추출

휘발성용매추출법으로 추출된 에센셜 오일	
· jasmine Absolute	Jasminum grandiflorum
· Linden Blossom Absolute	Tilia europapaea
· Orange Blossom	Citrus bigaradia
· Rose Absolute	Rosa centifolia
· Violet Leaf Absolute	Viola odorata

수지(Resinoids)

식물의 수지는 끈끈하고 진과 같은 성분으로 나무나 관목의 껍질이 손상되거나 베어졌을 때 스며 나오게 되는데, 공기에 노출이 되면 굳어지게 된다. 수지에서 방향분자들을 추출하기 위해 다양한 용매제들이 사용될 수 있는데, 가장 자주 사용되는 것이 탄화수소(eg. 벤젠, 헥산)나 알코올계열로 각기 다른 분자를 추출한다. 이 용매제는 여과되어 후에 레지노이드(탄화수소 용매제로부터) 혹은 앱솔루트 수지(알코올 용매제로부터)를 남기기 위해 증류법에 의해 제거된다.

용매추출법에 의해 추출되는 Resins	
· Benzoin	Styrax benzoin

이산화탄소 추출법(Carbon Dioxide Extraction)

이산화탄소를 용매제롤 사용하는 것으로 장점은 저온추출이라서 성분의 파괴가 거의 없고 방향성분과 용매제 사이에 화학반응이 일어나지 않으므로 순수한 품질을 얻을 수 있다. 고압장치를 사용하므로 비용이 고가라는 점이 단점이다.

이산화탄소 추출법을 통해 추출된 로즈 오일은 로즈 파이톨(Rose Phytol)이라고 명명된다.

비휘발성 용매추출

냉침법(enfleurage)과 온침법(maceration)은 둘 다 지방이 에센셜 오일을 흡수한다는 물리적 사실에 근거해서 이루어진다. 10%미만의 에센셜 오일들이 지금 이 방법으로 만들어지는데 시간이 많이 걸리고 비용이 많이 든다.

· **냉침법(Enfleurage)**

전통적인 방법의 하나로 현재는 많이 사용되지 않는다.

나무틀에 유리를 깔아 놓은 판에 얇게 지방을 펴 바른 후 이른 아침에 수확한 신선한 꽃을 덮는다.

시들은 꽃잎은 새로 수확한 신선한 것으로 교체되는데, 에센셜 오일성분이 용해되어 포화 될 때까지 이 과정이 매일 혹은 격일로 반복된다. 에센셜 오일이 지방에 포화된 상태로 흡수된 것이 포마드(pomade)이며 알콜을 이용해서 에센셜 오일을 분리, 그리고 알콜을 제거하게 되면 에센셜 오일을 얻을 수 있다.

· **온침법(Maceration)**

마서레이트된 오일은 실제적으로 캐리어 오일에 해당되며 순수한 에센셜 오일이라고 볼 수는 없다. 식물을 잘게 썰어 선플라워(sunflower)오일이나 올리브(olive)오일에 넣은 후, 수일간 흔들어 식물 안에 있는 물질을 녹여서 추출해 내는 방식이다.

표 2-11. 에센셜 오일 추출방식의 장·단점

추출법	장점	단점
증기증류법 (Distillation)	경제적이다. 비교적 짧은 시간에 많은 양을 추출할 수 있다. 설비가 간단하다.	장시간 열과 물에 노출되면서 성분의 파괴가 이루어 질 수 있다.
냉압착법 (Cold pressed)	에센셜 오일에 열이 가해지지 않으므로 성분의 손상이 없다.	시트러스 계에만 적용된다.
냉침법 (Enfleurage)	저온에서 진행되므로 오일의 구성에 변화가 적다. 솔벤트 잔여물이 남지 않는다.	노동 집약적이며 많은 시간이 요구된다.
솔벤트 추출법 (Solvent extraction)	저온 때문에 오일의 구성에 변화가 적다. 증기추출로 불가능한 성분의 추출이 가능하다.	솔벤트의 잔여물이 남을 가능성이 있다.
이산화탄소 추출법 (CO_2 extraction)	저온에서 진행되므로 오일의 구성에 변화가 적다. 솔벤트 잔여물이 남지 않는다.	높은 압력이 요구되므로 많은 비용이 든다.

2) 에센셜 오일의 품질

정유가 아로마테라피 용으로 사용되기 위해 가장 중요한 것은 품질이 좋은 정유를 선택해야 한다는 것이다. 식물을 재배하는데 도용된 농작방법도 살충제나 인공비료를 사용해서는 안되며, 큰 도로에서 떨어진 지역으로 식물의 환경과 특성에 적당한 토지에서 재배하여야 한다. 식물이 성장하는 데는 강우량과 일조량, 토양의 상태, 해발과 포식동물의 종류 등과 같은 환경적인 면을 비롯하여 다양한 요소들에 영향을 받는다.

정유의 선별방법

- 에센셜 오일 이름을 확인한다. 원료허브의 학명, 원산지가 기재되어 있는지 확인한다.
- 정유의 용기를 확인한다. 암갈색, 푸른색 불투명한 유리 용기 또는 알루미늄 용기 등의 빛은 차단하는 용기여야하고 공기와의 접촉을 최소화하기 위해 드롭퍼(dropper)가 있으면 좋다.

- 외관을 꼼꼼히 살핀다. 이물질이 있느냐 없느냐 등의 외적상태를 살핀다.
- 생산방법, 추출방법을 확인한다. 로즈 오토인지 로즈 앱솔루트인지 확인할 필요가 있다.
- 정유의 향을 직접 맡아본다. 향의 평가 중 가장 중요한 항목으로 향을 직접 또는 손등에 발라서 냄새를 맡거나 시향지를 이용하여 향을 평가한다. 오랜 시간과 경험이 필요하다.
- 순도를 확인한다. 섞은 오일들은 알코올에는 용해도가 좋지 않다. 알코올에 희석할 경우 후 알코올이 탁해지거나 침전물이 발생한다면 불순물이 많이 함유된 것이다. 정유의 양을 늘리기 위해서 알콜을 첨가하거나 캐리어 오일, 혹은 싼 오일을 섞음질(adulteration)한 오일은 사용하지 않는 것이 좋다.

8. 에센셜 오일의 흡수

에센셜 오일은 어떻게 우리 몸으로 흡수되는 것일까?
- 흡입 - 폐를 통한 호흡계로의 흡수
  후각을 통한 신경계, 내분비계로의 흡수
- 경피 - 피부로의 흡수

1) 흡입과 후각계를 통한 흡수

폐를 통한 호흡계로의 흡수

에센셜 오일분자가 우리의 코를 통하여 흡입하게 되면 두 가지 경로가 동시에 발생하게 된다. 대부분의 분자들은 피할 수 없이 폐로 들어가게 되고 그 나머지는 뇌로 가게 된다.

흡입했을 때 오일분자는 폐의 폐포라는 작은 공기주머니를 통과하여 모세혈관에 닿는다. 에센셜 오일 구성 성분의 작은 양이 흡입 후 몇 분 내에 혈액에서 감지가 되는 것을 통해서 에센셜 오일분자가 혈액의 흐름을 따라서 우리 몸속을 여행하면서 치유효과를 나타내는 것을 알 수 있다. 이 분자들은 나중에 땀이나 피부를 통해서 아니면 소변이나 대변, 호흡을 통해서 배출된다.

후각을 통한 흡수

에센셜 오일이 흡입되면 방향 분자는 바로 공기를 따라서 촉촉한 점막으로 이루어진 후각상피세포(olfactory epithelium)가 있는 코의 천장으로 유입된다. 다른 모든 감각기관과 마찬가지로 후각 정보(냄새)는 후각세포들에 의해 포착된다. 코 점막의 가장 높은 곳에 1 내지 2 평방 센티미터의 면적당 수백만개의 후각 세포들이 그룹을 지어 있음으로써 후각 영역을 형성하고 있는 것이다. 후각세포와의 접촉이 이루어지면 신경전달의 과정이 시작된다.

이곳은 우표만한 크기로 코의 윗부분을 따라 얇은 점막 층이 형성되어 있으며 미세하고 얇은 머리카락 같은 신경세포인 섬모가 자리하고 있다(cilia). 이 후각 영역은 공기가 지나는 길의 윗쪽에 위치한다. 공기에 희석되어 약 소량의 냄새 분자가 이 후각 영역에 도착하게 된다. 그러므로 냄새를 더 잘 맡기 위해서는 자동적으로 더 힘껏 숨을 들이마셔야 한다. 5백만 개의 후각뉴런을 통하여 후각구(olfactory bulb)로 전달된다. 후각구는 뇌 앞부분에 있는 구조로써 향기분자의 메세지를 뇌 피질과 변연계(limbic system)로 모두 전달한다.

후각을 통한 흡수경로

비강을 통하여 향기 분자 흡입 - 향기분자가 섬모에 결합 - 후각신경에 전달 - 신경세포를 통해 향기분자가 전기적 메시지로 변환 - 후각벌브(olfactory bulb)에 전달 - 대뇌의 변연계

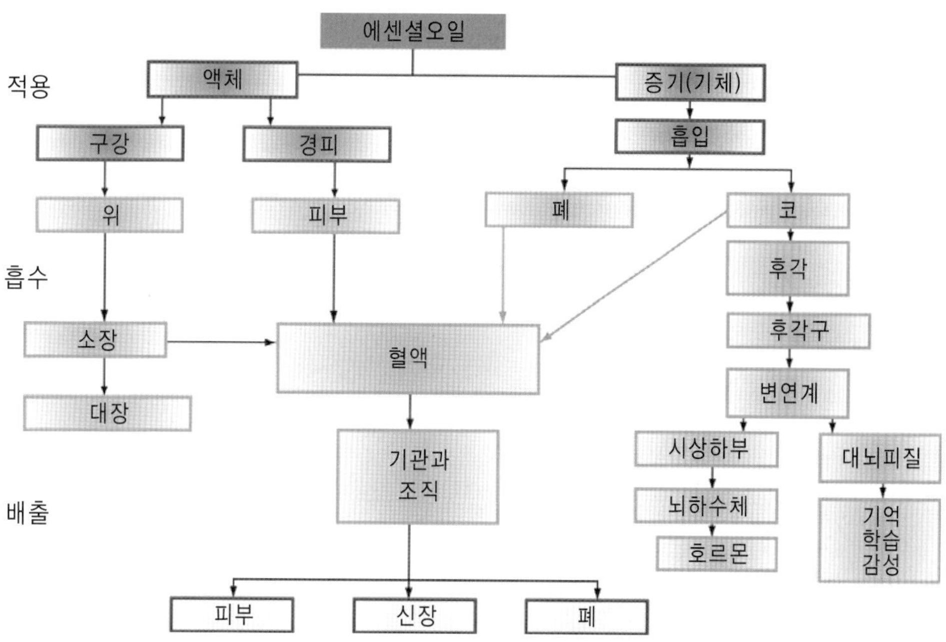

그림 2-7. 에센셜 오일의 흡수경로

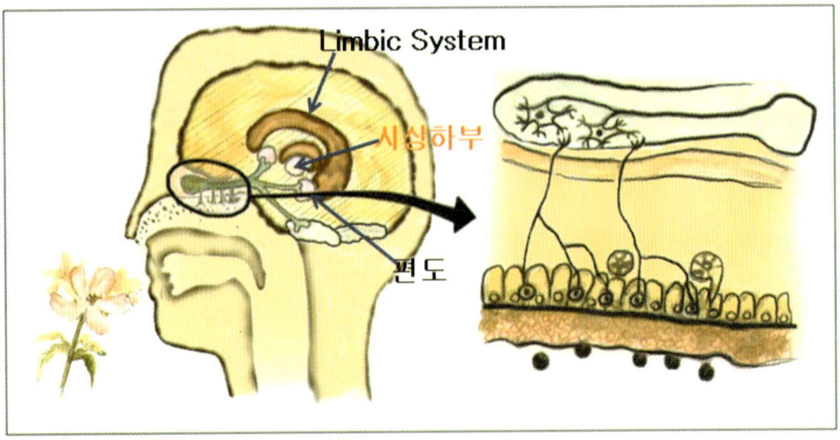

그림 2-8. 후각을 통한 흡수

※코 - 후각신경 - 후각구 - 대뇌변연계(Limbic system)

: 시상(Thalamus),
시상하부(Hypothalamus - 학습, 감정, 음식물섭취, 성욕 등의 행동적인 면에 관련),
뇌하수체(Pituitary - 자율신경계, 내분비계, 면역계 관장),
송과선(Pinealglands),
해마(Hippocampus - 기억의 형성)
편도(Amygdala - 자각적 행동 조절)

· 대뇌 변연계(Limbic system)

뇌의 림빅 시스템(limbic system)은 후각기관에서 전해진 냄새 같은 정보를 해석하고 우리는 이를 감지하게 된다.

림빅시스템은 시상(thalamus), 시상하부(hypothalamus), 뇌하수체(pituitary), 송과선(pineal glands), 해마(hippocampus), 편도(amygdala)로 이루어져 있으며 대뇌에 전달된 전기신호는 시상하부의 뇌하수체로 전달되는데, 뇌하수체는 자율신경계, 내분비계, 면역계를 관장하는 기관으로 향 메시지에 따라 신체 활동을 조절하게 된다.

림빅 시스템은 이라고 하는 기억, 감정, 감성을 지배하는 영역인 곳으로 기억과 감성적인 반응이 야기되고 이러한 메시지들은 행동으로 전환하게 되며 결국에 가서는, 행복감, 긴장이완, 진정 혹은 자극하는 그에 해당하는 신경화학물질이 분비되게 되는 것이다.

· **편도(Amygdala)**

편도는 대뇌의 시상하부와 대뇌피질 사이의 림빅(limbic)영역에 위치한 뇌의 일부이다. 후각전달은 특히 편도에 집중되어 있어서, 특정한 향의 힘은 감정과 과거의 기억에 대한 회상을 일으키도록 도와줄 수 있다. 편도는 자극을 받게 되면 감성 특히 기쁨, 통증, 만족, 공포, 슬픔, 성적 느낌 등을 분비하게 된다. 기억에도 역할을 한다. 기억과 감성 둘 다에 있어서 이러한 경험을 동반하는 신체적인 감각이나 움직임에 영향을 주게 된다. 일반적인 안정제와 진정제는 편도에 작용한다.

· **시상하부(Hypothalamus)**

시상과 함께 전뇌를 구성하고 있는 시상하부는 학습, 감정, 음식물 섭취와 성욕과 같은 행동적인 면에 관련되어 있다. 시상아래의 시상하부는 아주 작은 크기로 자율신경계와 연결되어 뇌하수체를 자극, 모든 내분비선의 작용을 지배하고 조절한다. 감각신경경로 즉 냄새 등을 통하여 신체로부터 얻어진 정보를 바로 신체 활동을 조절하게 하는데 관련하는데 이는 대부분 항상성 유지와 관련 된다. 감성, 심장박동률, 혈압, 뇌하수체 분비부비들을 조절하고 부신에 영향을 주게 된다.

· **해마(hippocampus)**

해마(hippocampus)는 기억의 형성에 관련하여 냄새와 같은 감각적인 정보를 규명하는 것을 도와주고 이를 보관하다가 저장한다. 향을 분석하여 만일 이 부위가 손상 받게 된다면 기억의 장애가 생긴다.

2) 경피흡수

피부흡수

에센셜 오일은 피부에 바르게 되면 아주 쉽게 신체로 흡수가 된다. 에센셜 오일의 매우 작은 분자들은 모낭이나 한선 그리고 각질층을 통하여 흡수가 일어난다.

에센셜 오일은 각기 다른 비율로 피부로 흡수가 되서 혈액으로 유입되기까지는 90분 정도 시간이 소요된다. 피부는 마사지를 하거나해서 피부의 온도가 올라가게 되면 에센셜 오일의 흡수가 증가하게 된다. 에센셜 오일이 흡수되면, 표피는 저장고와 같은 역할을 하여 일부 오일은 혈류로 유입되기 전까지 표피에 남아있게 된다. 그런 후에 정유의 화학적 성분들은 시간이 지남에 따라 표피에서 진피로 점차 전달되게 된다. 이러한 사실은 피부를 통해 적용된 에센셜 오일은 직장이나 구강으로 투여되는 경우보다 더 천천히 혈류로 유입된다는 것을 의미한다. 그러므로 피부를 통한 경로는 복용과 비교하여 급성으로 나타나는 독성 반응이 좀 더 무뎌질 수 있다고 할 수 있다.

진피에 흡수되면 오일의 분자들은 모세혈관으로 유입되고 운반되어진다.

아로마테라피스트들은 대개 피부를 통해 에센셜 오일이 흡수된다는 사실을 인정하고 있다. 피넛오일(peanut oil)에 희석시킨 라벤더오일로 복부를 10분간 마사지한 케이스에 대한 연구결과를 보면 20분 후에 혈중에서 리날롤(linalol)과 리날 아세테이트(lynal acetate)가 발견되었고, 90분 후에는 라벤더 오일 대부분의 성분이 혈액에서부터 제거되었다(W Jager Percutaneous absorption of lavender oil from massage oil. J. Soc. Cosmetic Chem, Vol. 43 No.1 (1992) pp.49~54).

전신마사지에는 대개 10~20ml의 식물성오일에 에센셜 오일 6방울정도가 필요하다. 폐쇄막이 없는 피부의 경우 4%~25%의 에센셜오일이 피부에 흡수된다(Essential Oil Safety Robert Tisserand and Tony Balacs p.24).

피부 흡수에 영향을 미치는 요인

피부를 통한 에센셜 오일의 흡수속도와 흡수되는 양은 몇 가지 요인에 영향을 받는다. 에센셜 오일은 휘발성이 있기 때문에 온기가 있고 노출된 피부에 적용하는 경우에는 빠르게 휘발되므로, 인체의 표면에서 흡수되는 양은 전신에 도포되는 양보다 현저히 적다. 반면에 피부가 손상되었거나 질환이 있는 상태에서는 흡수속도가 크게 증가한다.

> 🚫 따라서, 피부반응의 위험성은 손상되거나 피부질환으로 인해 크게 증가하므로 손상된 피부에 에센셜 오일을 적용 할 때에는 항상 주의를 기울여야 한다.

온도

에센셜 오일의 흡수는 적당히 온도를 상승시키면 상당히 증가된다. 아로마테라피 마사지를 실시할 때에는 오일의 흡수를 증가시키기 위해 고객이 따뜻하게 유지되도록 하는 것이 요구된다.

밀폐

피부표면의 수분 증발을 방지함으로써 각질층의 보습을 향상시킨다. 훼이셜 마스크는 피부보습을 증가시키는 커버링의 한 형태이다.

수분

목욕이나 샤워 중에 일어나는 피부수화작용은 에센셜 오일의 흡수를 높여준다. 온목욕(hot bath)을 하는 것은 피부의 혈액순환을 증가시켜서 에센셜 오일의 흡수를 증가시킨다.

캐리어 오일의 점도

점도(Viscosity)는 캐리어 오일의 농도를 말한다. 예를 들어 점도가 높은 아보카도 오일(Avocado oil)은 피부를 통해 서서히 흡수되는 반면에, 점도가 상대적으로 낮은 아프리콧 커넬(apricot kernel) 오일은 빠르게 흡수된다. 에센셜 오일은 식물성 오일에서 용해도가 높기 때문에 블랜딩 되는 식물성 오일의 점성에 따라 에센셜 오일의 흡수속도가 결정된다. 오일의 불포화도 또한 피부를 통한 침투속도에 영향을 미치는 요인으로, 고도불포화지방이 풍부한 오일의 경우 점성이 낮은 오일보다 더욱 빠르게 피부를 통과한다. 피부는 단일포화지방산(monounsaturated)이 풍부한 올리브 오일은 잘 흡수하지 못한다.

9. 에센셜 오일의 사용과 안전

1) 에센셜 오일 사용의 기본방법

블렌딩 시너지(Blend Synergy)

에센셜 오일을 사용하는데 있어서 기본 원리로는 오일의 상호 시너지 효과를 위하여 에센셜 오일을 블렌딩 하는 것이다. 2개나 그 이상의 오일을 효과적으로 블렌딩할 때 각각의 오일이 가지고 있는 효능이 서로 보완되면서 전체적인 효과를 높일 수 있다.

시너지(Synergy)는 치료적 효능의 증가를 뜻하며 블렌딩(Blending)은 오일들끼리의 섞음을 의미한다. 이는 각각의 오일을 독립적으로 사용하는 것보다는 오일을 섞어 사용한 경우 오일의 화학성분들의 상호효과에 의해서 치료적 효능이 더욱 커진다는 것을 의미한다. 예를 들면 카모마일의 항염 효과는 라벤더 오일을 넣음으로써 더 증가한다. 오일의 블렌딩에 있어서는 노트와 향을 고려해야 한다. 2가지나 3가지의 에센셜 오일이 잘 블렌딩 된다면 각각의 에센셜 오일이 가지고 있는 분자들의 시너지 효과에 의해서 고유의 특성들이 더 강화된다. 하지만 4가지 이상의 오일을 선택하여 블렌딩하는 경우에는 오일들 간의 대립적인 효능이 발생하여 실질적으로 블렌딩의 효과를 볼 수 없다. 그러므로 2~3가지 오일의 블렌딩이 적합하다(제5장 블렌딩편 참조).

마사지(Massage)

마사지는 가장 오래되고 단순한 방법 중의 하나이며 가장 중요하다. 건강을 유지하는데 도움이 된다.

아로마테라피 마사지는 혈류와 림프의 흐름을 원활히 하고, 신경의 전달능력을 향상시키고, 긴장을 완화하고 생명력을 증강시키는 효과를 가져올 수 있다. 부드러우면서도 따뜻한 치료적 터치(therapeutic touch)는 심리적인 안정감과 행복감을 줄 수 있다.

아로마테라피 마사지의 장점

- 에센셜오일은 피부로 쉽게 흡수됨.
- 근육의 긴장이완, 근육통 완화, 순환, 임파흐름의 증가.
- 에너지 흐름의 균형과 강화.
- 접촉(Touch)은 유대감 형성의 중요한 부분임.
- 주의사항 : 고도의 농축오일을 희석 하지 않고 사용해서는 안 됨.

마사지와 희석(diluation)

에센셜 오일(essential oil)은 그 이름이 뜻하듯이 식물에서 증류 추출된 에센스라는 점에서 매우 농축되었다는 것을 의미하기 때문에 사용하기 전에 희석(diluation)이란 과정을 거치지 않는다면 피부를 자극할 수도 있다. 그러므로 마사지를 위한 피부도포 시 몇 가지 주의사항이 요구된다.

에센셜 오일은 지용성이며 식물에서 유래한 것이므로 가능한 한 희석할 경우 매개 오일로 식물성 오일을 사용한다(캐리어 오일 참고).

일반적인 희석의 비율은 성인의 경우 캐리어오일 97.5%와 정유 2.5%의 비율로 혼합한다. 예를 들어 4ml의 캐리어오일이라면 에센스 오일 2방울을 사용하는 것인데(1ml =20방울, 5ml는 100방울이므로 2.5%비율이라면 5ml에 2.5방울을 희석하면 된다. 일반적으로 에센셜 오일의 방울 수는 캐리어 오일의 방울수를 ml를 2로 나눈다고 생각하면 쉽게 계산할 수 있다) 방울 수로 계산하는 것이 편리하다. 왜냐하면 대부분의 에센셜 오일은 구입 시 이미 방울수로 나오도록 되어 있기 때문이다. 방울을 떨어뜨릴 때에는 주의해야 할 것이 어떤 오일은 매우 빨리 떨어지고 또 어떤 오일은 매우 천천히 떨어진다는 것이다. 에센셜오일이 물에 가까운 물에 가까운 점도를 지니지만 특정의 오일은 매우 점성이 강한 경우도 있기 때문이다. 라벤더(lavender)나 레몬(lemon)이 묽은 반면에 베티버(vetiver), 멀(myrrh) 등은 점도가 강한 편이다. 지금 언급한 희석률은 정상적인 어른의 마사지를 위한 희석률이다. 어린이에게 또는 신진대사 기능이 떨어진 노인들에게 적용 시에는 반 정도 더 농도를 떨어뜨려야 한다. 아이들의 경우에는 일반적인 에센셜 오일의 적용량 보다 적게 넣어야 하고(적용할 몸도 어른보다 작으므로) 13세 이하의 어린이들의 경우에는 에센셜 오일의 적용비율은 1%(10ml의 캐리어 오일에 2방울)를 넘지 않아야 한다. 그리고 3세 이하의 유아의 경우, 0.5%(10ml의 캐리어 오일에 1방울)를 넘지 않는 것이 바람직하다(5장의 블렌딩 편 참조).

※오일 용량

단위

1ml = 20 방울

2ml (1 티스푼) = 40방울

5ml (1 테이블 스푼) = 100방울

희석의 예)

에센셜 오일 1% = 베이스 오일 5ml에 한 방울의 에센셜 오일 손쉽게 계산하는 방법

Face관리 시 희석방법 : carrier oil(ml) ÷ 4 = essential oil 방울 수

Body관리 시 희석방법 : carrier oil(ml) ÷ 2 = essential oil 방울 수

* 2.5%의 경우 에센셜 오일의 양은 언제나 캐리어 오일의 1/2이다.

표 2-12. 희석비율

희석비율에 따른 에센셜 오일의 양(1ml = 20방울)			
희석비율	에센셜 오일의 양(방울)		
	캐리어 오일 5ml	캐리어 오일 30ml	캐리어 오일 50ml
0.5%	0.5	3	5
1%	1	6	10
2%	2	12	15
2.5%	2.5	15	20

목욕법(bath)

에센셜 오일의 사용법 중에서 마사지 다음으로 많이 사용되고 효과적인 방법이다. 집에서 가장 간단하면서도 즐겁게 할 수 있는 방법으로 에센셜 오일은 따뜻한 정도의 목욕 시 긴장 이완 효과를 증가시키기도 하고 냉욕, 고온욕을 통하여 자극적인 효과를 배로 증가시키기도 한다. 흡입과 피부흡수가 동시에 이루어질 수 있으므로 보다 효과적이다.

욕조에 사용 시에는 에센셜 오일이 물에 녹지 않으므로 욕조에 직접 에센셜 오일을 떨어뜨려 사용하기보다는 유화제 역할을 할 수 있는 우유나 소금 등에 먼저 섞은 후 물에 희석해야 한다. 마사지와 마찬가지로 어린이에게 적용 시에는 1방울정도 사용하는 것이 좋으며 유아, 어린아이의 목욕에는 반드시 밀크, 식물성로션, 사과식초 등에 희석한 에센셜 오일을 사용한다.

욕조에 사용하는 법

먼저 목욕물을 받은 후, 물이 많이 흔들리지 않을 때 목욕용 바스나 우유 등에 분산시킨 후 4~7방울을 떨어뜨려 물에 들어가기 전에 잘 퍼지도록 한다. 에센셜 오일을 적당한 캐리어오일에 혼합해도 된다.

수욕/족욕으로 사용하는 법

에센셜 오일을 최대 5방울을 로션이나 적당한 캐리어와 혼합하여 작은 대야나 족욕기에 담는다.

확산법

공기 중에 에센셜 오일을 발산시키는 효과적인 방법으로 목적에 따라 선정한 에센셜 오일을 실내 공간에서 여러 가지 기구(도자기 증발 접시, 전기 확산기)를 이용하여 휘발시켜 흡입하는 방법이다. 코가 막혀 답답한 경우에 밤새 원활하게 숨을 쉴 수 있는 가장 이상적인 방법이 될 수 있다. 기분변화, 탈취, 감염, 해충박멸 등에 효과적으로 사용되며 감기, 인플루엔자, 기타 호흡기감염에도 효과적이다.

전기베이퍼라이져

선택한 에센셜 오일을 버너에 넣는다. 베이퍼라이저 플러그를 꽂고 스위치를 켠다. 2살 이하의 아주 어린 경우에는 1~2방울을 사용한다. 물이나 초를 사용할 필요가 없다. 만일 로맨틱한 전통적인 세라믹 도자기나 유리 베이퍼라이저를 사용하려고 한다면 초 위에 얹어 있는 그릇에다 아주 조금의 물을 넣고 5~10방울의 에센셜 오일을 물에다 떨어뜨리고 초에 불을 켠다.

· 전구 위나 아로마기구 등에 1~2방울 떨어뜨려 사용한다.
· 알콜과 물을 섞어 스프레이로도 사용한다.
· 유칼립투스, 티트리 - 강력한 항바이러스 효과.
전염병, 인프루엔자, 홍역, 등이 있을 때 사용.
· 라벤더, 버가못, 레몬 버베나, 제라니움
· 스프레이 - 탈취, 해충박멸, 특히 여름에 집에서 사용하기 좋음

흡입법(Inhalation)

증기 흡입은 전통적으로 코나 기관지 등 호흡계의 감염이나 응혈을 완화시키는 목적으로 사용되어졌다.

증기 흡입법

비금속의 대야나 세면대에 뜨거운 물을 1~2리터 넣는다. 선택한 에센셜 오일 2~3방울을 떨어뜨리고 증기가 날아가지 못하도록 수건을 머리에 덮어쓴 상태로 대야에 얼굴을 갖다 대도록 한다. 얼굴을 데지 않을 정도로 대야와 얼굴 간에 15cm 정도 적당한 거리를 둔다. 눈을 감고 증기를 천천히 3번 흡입하게 하고 나서 계속하기 전에 잠시 쉬도록 한다. 이 방법은 매일 3번씩 사용하여 3일까지 사용할 수 있다.

손수건이나 티슈흡입

잠자리에 들기 전에 잠옷의 칼라 안쪽이나 가슴 안쪽 부위에 에센셜 오일을 묻혀서 사용할 수 있다. 2~5방울정도 손수건이나 티슈에 묻혀서 잠시 냄새를 맡는 것도 효과적이다. 베게에 사용하는 방법도 호흡을 도와주거나 잠을 자는 것에 도움이 된다. 베게의 안쪽이나 코너 등에 에센셜 오일을 사용하는데 눈에서 멀 부위가 적당하다.

* 주의사항 : 천식환자에게 흡입법을 적용할 경우 충격을 줄 수 있다.

습포법(compress)

물에 희석된 에센셜 오일을 적셔서 피부에 습포로 직접 사용할 수 있다. 염증이 있거나 관절염, 붓거나 타박상에 효과적이다. 습포는 피부병, 타박상(bruises), 근육통(mucular pain), 가슴통증(chest pain)을 위한 트리트먼트에 매우 효과적이다.

필요한 양의 물 약 250ml의 4~5방울 에센셜 오일이나 플로랄 워터를 넣는다. 습포로 사용할 거즈 등을 물이 떨어지거나, 너무 건조하지 않을 정도로 짠다. 습포는 따뜻하게, 미지근하게, 그리고 차갑게, 아주 차갑게 사용할 수도 있다. 20분에서 2시간 상태에 따라서 사용한다. 눈 위에 사용할 습포는 반드시 눈에 들어가지 않도록 주의하면서 플로랄 워터만 사용한다. 습포를 효과적으로 작용하도록 하기 위해 미리 따뜻하게 한 타올을 덮고, 다시 그 위에다 습포를 따뜻하게 유지하기 위해 담요를 덮는다.

2살 이상의 어린이에게만 사용할 수 있다.

· 온습포법 : 만성통증(근육, 류머치스 등), 생리통에 사용.
염증성 피부, 부종 때는 금물.

· 냉습포법 : 삐고 부상 입었을 때의 일차 관리에 사용. 편두통, 두통, 열 떨어뜨릴 때 사용.

습포에 좋은 오일

· 열나고 부은 부위 - 케모마일
· 삐거나 멍든 경우 - 라벤더와 케모마일
· 류머치스, 관절통증에는 라벤더, 스위트 마조람,. 로즈마리
· 생리통에는 스위트 마조람.
· 냉습포 - 라벤더, 라벤더+페퍼민트를 관자놀이, 앞이마, 목뒤에 습포하면 두통해소 효과와 · 편두통예방효과가 있음

복용법(internal use of Essential oils)

영국이나 미국 등의 아로마테라피스트들은 대부분 외용으로만 사용하는 것을 원칙으로 하고 있다. 역사적으로 복용법은 20~30년 전에 감염증, 열, 알러지 반응에 대한 치료법으로 복용방법을 사용한 적이 있으나 3방울 이상 사용하지 않았으며 1방울 이하로도 사용하였다.

최근에는 에센셜오일의 복용이 위험하다는 사실뿐만 아니라 외용법이(응급상황에도) 더 효과적이라는 연구결과에 따라 복용법을 금지하고 있다.

희석하지 않고 복용하면 위 점막의 자극과 손상으로 위험하며 복용할 경우 각설탕이나 벌꿀에 섞어 복용하게 했었다.

프랑스에서는 아로마 요법의 대부분을 의사가 교육훈련을 받아 하고 있기 때문에 복용법 처방이 가능지만 복용은 일반적으로 금하고 있다.

로션, 크림, 젤

향이 없는 베이스 크림이나 로션, 젤 등에 희석하여 사용할 수 있다. 블렌딩 하여 국소적인 감염을 다루기 위해서 피부에 직접 바를 수 있다. 예를 들어 종기나 부스럼, 피부가 긁힌데, 물리거나 질렸을 때 소독효과를 볼 수 있다.

에센셜 오일 중에서 라벤더(lavender)나 티트리(tea tree)오일이 유일하게 희석하지 않고 피부에 그대로 바를 수 있는 오일이다. 물론 감염된 부위에 국소적으로 사용해야 한다. 하지만 사용하기 전에 패치테스트를 하는 것이 그래도 가장 안전한 방법이다.

기타

일반적으로 에센셜 오일은 농축된 성분이므로 희석하지 않은 원액상태로 피부에 바르지 않도록 하지만 몇몇 오일은 희석하지 않은 상태로 국소적으로 피부에 사용할 수 있다. 라벤더오일은 피부의 상처가 난 곳에 희석하지 않은 상태로 바를 수 있으며 티트리 또한 응급처치의 목적으로 벌레 물린데 라든가, 상처 난 곳에 소량 직접 사용할 수 있다(패치테스트를 하는 것이 바람직하다).

표 2-13. 에센셜 오일을 사용하는 기본적인 방법

마사지 테라피스트	캐리어 오일 15 mls, 에센셜 오일 4~6방울 = (1%)
홈케어마사지 성인 6~12세 어린이 3~6세 어린이 3살 이하	 캐리어 오일 15 mls, 에센셜 오일 3방울 = (1%) 캐리어 오일 20 mls, 에센셜 오일 2방울 = (0.5%) 캐리어 오일 30 mls, 에센셜 오일 1~2방울 = (0.3%) 캐리어 오일 50 mls, 에센셜 오일 1방울 = (0.1%)
🚫	피부적용에서 영아에게는 특별한 주의를 기울여야 한다. 이는 유아의 피부는 특히 매우 얇아서 예민하거나 에센셜 오일의 침투력이 더 높다는 두 가지 이유에서이다.
목욕	먼저 목욕물을 받은 후, 물이 많이 흔들리지 않을 때 4~7방울을 떨어뜨려 물에 들어가기 전에 잘 퍼지도록 한다. 에센셜 오일을 적당한 캐리어에 혼합해도 된다.
흡입	따뜻한 물에 에센셜 오일 2~5방울, 티슈나 손수건에 2~5방울
🚫	영/유아나 어린이에게 권장되지 않는다.
방향제	세라믹 베이퍼라이저 - 10방울까지 가능하다. 전기 베이퍼라이저 - 10~15방울까지 사용가능.
습포	250ml의 물에 4~5방울
수/족욕	에센셜 오일 최대 5방울을 캐리어오일이나 적당한 매개체에 혼합하여 작은 대야나 족욕기에 떨어뜨린다.

4) 에센셜 오일 사용 시 주의사항

에센셜 오일은 수년 동안 향수, 화장품 그리고 식품에 사용되어져 왔다. 많은 오일들의 안전성과 민감한 부분에 대해서 많은 테스트가 진행되어져 왔다. 에센셜 오일은 농축된 성분으로 적절하게 사용되어졌을 때에는 매우 안전한 물질이지만 적절하게 사용되지 못할 경우에는 우리 신체에 매우 해로울 수도 있는 것이다.

- 원액 사용을 피하며 꼭 희석하여 사용한다.
- 임신 중일때는 에센셜 오일 사용에 주의를 요하며 완전히 사용을 금해야 하는 에센셜 오일도 있다.
- 눈 주위에 직접 사용을 해서는 안되며 희석된 오일도 대부분 눈에 자극을 주므로 눈가 사용은 피하도록 한다. 눈에 닿았을 경우에는 미지근한 물로 깨끗이 씻어낸다. 만일 자극이 가라앉지 않는다면 의사의 도움을 청하도록 한다. 점막에 접촉을 금한다.
- 전문가의 도움 없이는 피부에 정유의 원액사용은 하지 않아야 한다.
- 만일 피부에 원액이 닿았다면 크림이나 식물성 오일로 희석시킨 후 비누로 씻어내는 동작을 반복하도록 한다.
- 흡입을 위해 에센셜 오일을 가까이에서 사용할 때 눈을 감는다.
- 신체의 많은 부분에 사용할 때는 항상 반드시 에센셜 오일을 희석된 상태로 사용해야 한다.
- 지나친 양의 정유를 사용할 경우 두통, 구토, 불편감을 느낄 수 있다. 이 경우에는 물을 충분히 마시고 신선한 공기를 마시도록 한다.
- 최면 효과가 있거나 긴장 이완 효과가 많은 에센셜 오일(예, 클라리 세이지) 사용 직후에는 운전하지 않도록 주의한다.
- 아이들의 손이 닿지 않는 곳에 보관한다.
- 만일 고객이 예민하거나 알레르기 피부를 가진 경우에는 오일 사용 전에 반드시 피부테스트를 하도록 한다.
- 중환자에게 사용할 때는 의사와 상담이 우선이다.
- 에센셜 오일은 매우 가연성이 높으므로 불 가까이에서 사용하는 것은 바람직하지 않다.
- 에센셜 오일은 절대로 내복해서는 안 된다.
- 환기가 잘 되는 곳에서 사용해야 한다.
- 특정한 금기사항에 대해 완전한 이해를 통해서 선택한 에센셜 오일을 사용함에 있어서 신중할 수 있다.

표 2-14. 주의해서 사용해야 할 오일

사용금지 오일	다음의 오일들은 오일이 지닌 잠재적인 독성과 강한 월경촉진작용으로 인해 아로마테라피에서는 사용하지 않는 것이 최선이다.	Basil Ocimum basilicum Camphor(white) Cinnamomum camphora Pennyroyal Mentha pulegium Mugwort Artemisia vulgaris Rue Ruta graveolens Sage(Dalmatian)Salvia officinalis Sage(Spanish)Salvia lavandulaefolia Tarragon Artemisia dracunculus
주의 오일	잘못 사용할 경우 다음의 오일들은 부작용을 일으킬 수 있으므로 주의하여 사용하여야 한다.	Bay Pimenta racemosa Cinnamon Cinnamomum zeylanicum Clove Eugenia caryophyllata Fennel Foeniculum vulgare Hyssop Hyssopus officinalis Lavandin Lavandula x intermedia Lemongrass Cymbopogon citratus Savory Satureia hortensis Thyme Thymus vulgaris Yarrow(camphor ct) Achillea millefolium
임신 시 주의 오일	임신초기에는 월경촉진성이나 이뇨성이 있는 오일은 피하는 것이 최선인데, 이런 오일들은 생리를 유도하거나, 양수를 고갈 시킬 수 있다. 결론적으로 다음의 오일들은 임신5개월까지는 피해야 한다.	Clary Sage Salvia sclarea Rosemary Rosmarinus officinalis Spanish Marjoram Thymus mastichina Sweet Marjoram Origanum majorana Sweet Fennel Foeniculum vulgare True Melissa Melissa officinalis

간질 주의 오일	다음의 오일들은 간질 발작이 있을 수 있는 사람에게는 사용을 금해야 한다.	Camphor(white) Cinnamomum camphora Hyssop Hyssopus officinalis Lavandin Lavandula x intermedia Peppermint Mentha piperita Sage Salvia officinalis Sweet Fennel Foeniculum vulgare Rosemary Rosmarinus officinalis
고혈압 주의 오일	다음의 오일들은 고혈압이 있는 사람에게는 피해야 한다.	Hyssop Hyssopus officinalis Sage Salvia officinalis Rosemary Rosmarinus officinalis
광감성 오일	다음의 오일들은 자외선이나 다른 원인에 의해 피부에 감광성을 유발할 수 있다. 오일을 사용한 후 최소 12시간 이내에는 자외선에 노출 되는 것을 피해야 한다.	Angelica Angelica archangelica Bergamot Citrus bergamia Bitter Orange Citrus aurantium amara Grapefruit Citrus paradisi Lemon Citrus limon Lime Citrus latifolia Orange Bitter Citrus aurantium Taget Tagetes glandulifera

참조 : veronica sibley, IFPA, **교재** Module 2003

에센셜 오일의 첩포테스트

고객이 알러지나 예민한 경향이 있는 경우에는 관리 이틀 전에 첩포 테스트를 실시한다. 자극에 대해 테스트하는 방법은 사용하려고 계획한 농도의 2배로 하여 고객의 팔 안쪽에 적용하여 48시간 동안 관찰한다.

- 부드러운 바디 브러쉬로 고객의 팔 안쪽(팔꿈치에서 손목)을 문지른다.
- 소독된 반창고 안쪽에 에센셜 오일 2방울을 바른다.
- 팔 안쪽에 붙인 후 48시간 동안 그대로 둔다.

· 고객이 반창고에 예민한 경우에는 깨끗한 피부에 직접 정유를 바르고 얇은 붕대로 덮어 둔다.

에센셜 오일에 민감한 경우라면 상당히 빨리 반응이 나타나지만, 캐리어 오일에 알러지나 민감한 경우는 반응이 나타나기까지 몇 시간 정도 걸린다.

에센셜 오일에 대한 양성 반응은 다음과 같다.

· 홍반

· 부종

· 수포(드물게)

만약 첩포 테스트에 의해서나, 실수에 의해 혹은 아로마테라피 트리트먼트 중에 부작용이 나타나면 다음과 같이 시행한다.

· 피부를 향이 없는 비누로 깨끗이 닦아내는데, 피부 표면에서 오일을 제거하게 하는 것이다.

· 피부를 공기 중(햇볕이 아니라)에 노출시켜서 일부 에센셜 오일이 휘발되도록 한다.

· 부신피질 호르몬 연고를 바르는 것이 표준의 의학적인 접근이다.
야로우와 저먼 카모마일 오일은 시남알데히드의 감작작용을 완화시키는 것으로 알려져 있다. 이들 오일을 젤, 크림이나 로션 등에 블랜딩 하여 부위에 바른다.

· 레몬과 같이 d-limonene이 풍부한 오일은 알데히드가 다량 포함된 오일들의 감작작용을 감소시킨다.

5) 에센셜 오일의 보관

· 높은 휘발성 때문에 30℃ 이상의 온도를 피하고 매번 바르거나 마사지하는 동안에는 언제나 뚜껑을 덮어야 한다. 마개를 꼭 막는 병에 보관해야 한다.

· 공기 중의 산소와 접촉하여 산화로 인해 변질되는 것을 방지하기 위해 사용 후엔 반드시 마개를 막아 산소와의 접촉을 막는다.

· 오일분자를 손상시키는 자외선으로부터 보호하기 위해 암갈색의 어두운 병에 보관한다.

· 어둡고 차며 건조한 곳에 보관해야 하는데 열이 에센셜 오일분자에 영향을 줄 수 있기 때문이다.

- 용기가 에센셜 오일를 흡수하는 경향이 있기 때문에 에센셜 오일은 유리 용기에 보관해야 한다(플라스틱이나 합성수지 재질은 피한다).
- 용기를 세척할 때는 꼭 알콜을 사용하여야 한다(차후 다른 정유를 보관하는 경우를 위해서).

즉 에센셜 오일은 가능한 오래 보존하기 위해서는 공기가 통하지 않고 어두운 색의 유리병에 담아 서늘하고 어두운 장소에 보관해 두어야 한다.

정유는 순수한 상태대로만 보관하면 일반적인 오일의 유효 기간은 3년 정도이다. 감귤류(시트러스) 오일인 경우 6개월 정도 보존된다.

제3장 캐리어오일과 플라워워터 개론

1. 캐리어 오일(Carrier oil)

1) 캐리어 오일이란?

비휘발성오일(Fixed Oils)

캐리어 오일이란 마사지 시 에센셜 오일의 '전달자(carrier)'역할을 하는 오일로 베이스 오일 혹은 에센셜 오일과 달리 휘발되지 않으므로 '비휘발성(fixed)'오일이라고 한다. 에센셜 오일은 휘발성이 강하므로 천연 식물성 오일에 에센셜 오일을 희석하여 사용하면 정유의 향분자를 잡아주어 피부로 침투시키는 전달자 역할을 하며 동시에 캐리어 오일 자체가 에센셜 오일을 안전하고 효과적으로 희석하여 주는 역할을 한다.

캐리어 오일은 냉 압착 추출된 오일을 항상 사용해야 한다.

냉 압착은 가공하지 않은 재료(씨, 견과, 속)를 간단히 압착시켜 오일을 짜내는 방법으로 열이 발생되지 않는다. 그러므로 오일이 가지고 있는 천연성분들이 그대로 들어 있다.

아로마테라피에 사용되는 캐리어 오일의 종류는 많다. 스윗트 아몬드(Sweet Almond), 아프리콧 커넬(Apricot kernel), 아보카도(Avocado), 칼렌쥴라(Calendula), 코코넛(coconut), 이브닝 프라임로즈(Evening primrose), 그래이프씨드(Grapeseed), 호호바(Jojoba), 마카다미아(macadamia), 올리브(olive), 피치커넬(peach kernel), 세서미(sesame), 해바라기(Sunflower), 휘점(Wheatgerm) 등이 아로마테라피에 사용되는 캐리어 오일이다.

비휘발성 식물성 오일의 생산

비휘발성 식물성 오일의 생산은 씨나 견과류에서 직접 이루어진다. 견과류나 씨는 천연적으로 항산화성분을 가지고 있으며, 외곽이 단단한 껍질로 쌓여져 있어 산화되는 것을 방지해 준다. 따라서 이런 견과류나 씨는 완전한 혹은 일부 단계를 거친 상태의 오일로 보관하는 것보다는 가공하지 않은 그대로의 상태로 보관하는 것이 바람직하다.

냉압착 된 식물성 오일

'냉'압착 과정에서는 오일의 천연적인 특성이 변화되는 것을 최소화하기위해서 과다한 열을 가하는 것을 피한다. 전통적으로 냉압착에는 두 가지 방법이 있다. 한 방법은 가공하지 않은 재료(씨, 견과, 속)를 간단히 수압을 이용해서 압착시켜 오일을 짜내는 방법이다. 이러한 과정은 올리브, 깨, 해바라기와 같이 부드러운 씨나 식물원료에만 적용한다.

좀 더 단단한 견과나 씨는 좀 더 강한 힘을 가해야 한다. 견과나 씨를 평평한 압착기에 넣고 굉장한 힘으로 비틀면 이 장치가 돌아가면서 오일이 짜내어져서 아래로 흘러 모이게 된다. 이때 최초로 모아진 것이 'virgin' 오일이며 더 많은 오일을 얻기 위해 압력을 증가시킴에 따라 천연적으로 열이 발생하지만 온도가 70~80도 이상 오르지 않도록 주의를 기울인다(프랑스에서는 60도 이하로 제한하는데 영국에서는 특별한 제한은 없다). 압착 후에는 오일을 연속적인 면섬유에 여과시켜서 최종적으로 여과종이를 통과시킨다. 이렇게 얻어진 오일은 대개 맑고(아보카도유는 예외로 특히 냉압착 상태에서는 대개 탁하다) 풍부한 맛과 영양적인 특성을 지니게 된다.

기본적인 캐리어오일

- 스윗트 아몬드(Sweet Almond)
- 살구씨(Apricot kernel)
- 그레이프씨드(Grapeseed)
- 복숭아씨(Peach kernel)
- 해바라기(Sunflower)

위의 오일들은 가장 일반적인 캐리어오일들로서 에센셜오일과 혹은 이들 오일만으로도 전신마사지에 사용할 수 있다. 이런 캐리어오일들은 일반적으로 색이 너무 짙지 않고 엷으며, 씨나 견과류를 맛좋은 요리오일로 생산하기 위해 추출 전에 먼저 구운 것이 아닌 경우에는 향이 거의 없다.

끈적이고 점성이 있는 캐리어오일

어떤 식물성 오일들은 기본적인 캐리어오일들에 비해 점성이 심하고 끈적이는 경향이 있는 것들이 있으며 이런 종류들은 값이 더 고가 일수 있다.

- 아보카도(Avocado)
- 이브닝 프라임로즈(Evening primrose)
- 호호바(Jojoba)
- 로즈힙(Rose hip)
- 휫점(Wheatgerm)
- 님(Neem)

이들 오일들의 풍부한 특성으로 인해 단독으로 사용하기에는 너무 끈적임과 점성이 강하다고 여겨진다. 따라서 이런 점성이 강한 오일들은 5~25%까지 기본적인 캐리어오일에 첨가될 수 있다. 이렇게 함으로써 다른 피부문제에 따른 고객 개개인을 위한 질 높은 캐리어오일이 될 것이다.

온침시킨 캐리어오일(Macerated Carrier Oils)

특정한 식물의 특정한 부위를 잘게 부수어서 대개 썬플라워나 올리브오일과 같은 선택된 캐리어오일에 더한다. 이 혼합물은 강한 햇볕에 몇 일간 내놓기 전에 얼마동안 가볍게 잘 흔들어 놓으면, 식물 자체(에센셜오일을 포함해서)에 있는 모든 용해성 화합물은 캐리어오일로 옮겨지게 된다. 냉침 된 혼합물은 첨가된 모든 식물성 재료들을 제거하기 위해 여과과정을 거치면, 사용된 식물에 따라 추가적인 효능을 지닌 올리브오일이나 해바라기유를 얻을 수 있게 된다. 이러한 과정은 아래와 같은 오일들에 사용된다.

- 칼렌쥴라(Calendula)
- 캐롯 오일(Carrot Oil)
- 세이트 존 워트(St John Wort)

캐리어 오일의 보관

비휘발성 오일을 이루고 있는 트리글리세롤은 대기중에서 산소와 수분과 결합한다. 지방산 또한 빛이나 높은 온도에서는 산소와 반응한다.

대용량의 경우에는 스테인레스 용기에 넣어, 비활성기체 아래 적당한 저온에서 보관하여야 한다. 아로마테라피스트는 오일을 냉암소에 보관하여야 한다. 에센셜오일도 이와 같은 방법으로 하여 용기나 병에 공간에 최소화하도록 하여야 한다. 따라서 장기간 사용하여야 하는 오일은 오일을 몇 병에 나누어두고 필요할 때에 하나씩 사용하는 것이 최선의 방법이다.

2. 캐리어 오일의 종류와 특성

· 스윗트 아몬드 오일

· Prunus amygdalis var. dulcis

· (냉압착법)

스윗트 아몬드 나무는 냉압착법으로 얻어지는 비휘발성오일을 생산한다. 이 오일에는 비타민A, B, C, D, E와 고농도의 모노 혹은 고도 불포화지방산을 가지고 있고, 소량의 비타민E로 인해 상당기간 동안 보관이 가능하다. 피부를 보호하고 영양을 주고 습진, 건선, 피부염, 그 외 모든 건조 상태 등으로 인한 자극을 가라앉힌다. 또한 아기들의 기저귀 발진과 일광화상을 진정시킨다. 약리학적인 연구결과에 의하면 상처가 없는 건강한 피부를 통해 서서히 흡수된다(Fisher 1983).

* 주의사항 : 견과류 알레르기에는 금기사항이 될 수 있다.

· 아프리콧 커넬 오일(Apricot kernel oil)

· Prunus armeniaca

· (냉압착)

아프리콧 오일은 스윗트 아몬드 오일과 거의 유사하다. 아몬드 오일보다 오일이 적게 생산되므로 약간 더 값이 비싸다. 아프리콧은 피부 연화와 영양제로서 매우 우수하고, 가벼운 질감으로 인해 피부에 빠르게 흡수된다. 습진으로 인한 자극을 진정시키고 예민하고 건조하고 노화된 피부에 적당하다.

· 아보카도(Avocado)

· Persea gratissima

· (냉압착)

정제되지 않은 오일은 녹색 빛이 풍부하고 열매를 얇게 썰어 말린 것에서 압착된다. 아보카도 오일은 포화지방산과 불포화지방산, 비타민 A B_1 B_2와 D를 포함하고 있으며, 우수한 피부연화제로 대부분의 다른 캐리어오일보다 표피로 더 깊숙이 침투하는 것으로 알려져 있다.

* 특성 : 탁월한 피부 치유효과(Leung & Foster 1996) 레이노 질병에 사용되어옴(Stier 1990), 악건성 피부, 주름 그리고 셀룰라이트에 매우 효과적이다(Leung & Fo ster and Stier Carrier Oils for Aromatherapy & Massage page 41).

· 보라지(Borage)
· Borago officinalis
· (냉압착)

16~23%의 보라지(Borage)함량은 현재 가능한 GLA의 가장 풍부한 원천이다. 보라지 오일의 결합된 지방산 성분은 주름을 완화시킨다고 알려져 있다(Bartram 1995). 비자극성이어서 습진과 건선과 같은 피부상태에 사용할 수 있다(Bartram Carrier Oils for Aromatherapy & Massage page 44).

· 칼렌쥴라(Calendula)
· Calendula officinalis
· (sunflower에 냉침)

항염효과, 항경련, 담즙질(담즙생산을 증가)과 상처를 낫게 하는 효과(상처치유를 도와준다)가 있다. 욕창, 타박상, 잇몸염증, 정맥파열증, 만성 궤양, 심한 상처와 정맥류에 효과가 좋고 피부문제, 두드러기, 트고 갈라지는 피부에 우수한 효과가 있고 마른 습진을 치료하는데 탁월한 효과가 있다.

· 카멜리아(Camellia)
· Camellia sinensis
· (sunflower에 냉침)

카멜리아는 동아시아에서 성장하는 차 식물로, 중국 의학에서는 전통적으로 피부질환을 치료하는데 사용하였고, 아로마테라피에서는 예민하고 노화된 피부에 매우 좋다.

· 캐롯오일(Carrot Oil)
· Daucus carota
· (sunflower에 냉침)

실제 캐롯오일은 베타카로틴, 비타민A, B, C, D, E 와 F가 풍부하다. 캐롯오일은 피부에 토닉제로서 매우 우수하며 반흔조직 형성을 도와줌으로써 치유과정을 빠르게 해 준다. 소양증을 가라앉혀서 건선과 습진과 같은 피부에 효과적이며, 특히 노화를 지연시키는데 매우 효과적이다.

· 코코넛(Coconut)

· Cocos nucifera

· (정제)

코코넛 오일은 연화제의 특성으로 인해 대개 마사지크림으로 사용된다. 코코넛오일은 피부를 실크처럼 매우 부드럽게 만든다. 또한 모발을 컨디셔닝 하는 데에도 매우 우수하다.

* 주의사항 : 코코넛은 특정인에게 알레르기를 유발할 수 있다(Winter 1984).

· 이브닝 프라임로즈(Evening Primrose)

· Oenothera biennis

· (냉압착)

불포화지방산으로 소량의 감마 리놀렌산(GLA 혈중 콜레스테롤을 감소시킨다고 알려짐)을 포함한 리놀렌산이 풍부하다. 심장질환을 예방하는데 매우 효과적이며 내복하는 경우에는 혈압을 감소시키고, 관절염을 조절하고 습진과 PMS를 해소하는데 탁월한 효능이 있다고 알려져 있다. 외부적으로 사용하는 경우에는 건선, 마른 인편이 떨어지는 피부와 비듬이 있는 상태에 도움을 주고, 상처치유를 촉진시킨다.

· 그레이프씨드(Grapeseed)

· Vitis vinifera

· (정제)

그레이프씨드 오일은 온추출법으로 생산되며, 씨에는 겨우 약 12%정도 오일만이 함유되어 있다. 오일은 수증기 추출 후, 정제과정을 거치기 전에 방출된다.

* 특성 : 고함량의 리놀렌산(불포화지방산)으로 인해 콜레스테롤이 없고 소화되는데 용이하다. 또한 비타민 E는 피부를 실크와 같이 부드럽게 한다.

· 세인트 존스워트(St John's Wort)

· Hypericum perforatum (sunflower에 냉침)

세인트 존스 워트는 hypericum의 일반적인 이름이다. 항염오일인 hypericum은 특히 염증이 있는 신경을 진정시켜서 신경통, 좌골신경통, 결합조직염과 같은 상태에 도움을 준다. 신경조직 손상이 있는 상처부위에 사용할 수 있고, 염좌, 화상과 타박상에 효과적이다. 또한 진정과 방부성이 있어서 피부에도 매우 우수한 성분이며 피부를 탱탱하게 하기 위해 화장품에 사용된다.

· 호호바(Jojoba)

· Simmondsia sinensis

· Buxus chinesis

· (냉압착)

호호바는 오일이 아니고 액상 왁스이다. 화학적 구조는 피지와 유사할 뿐 아니라 피지에 용해되므로 여드름피부에 매우 효과적인 성분이다. 이러한 특성은 또한 건성 두피와 피부, 건선과 습진에 사용할 수 있으며, 매우 발란싱 효과가 있는 오일이다. 항염성을 지닌 미리스틴산(myristic acid)을 함유하고 있어서 관절염과 류마티즘을 위한 블랜딩에도 좋다.

· 마카다미아(Macadamia)

· Macadamia ternifolia

· (냉압착)

마카다미아오일은 저장성이 있어서 피부를 윤기 있게 하고 피부로 쉽게 흡수된다. 인간의 피지에서 발견되는 palmitoleic acid을 함유하고 있어서 노화피부를 관리하는데 매우 유용한 성분이며, 번들거림이 없어서 바니싱오일(vanishing oil)로 불리 운다.

· 님씨드(Neem seed)

· Melia azadiracta

· (냉압착)

님(Neem)나무는 큰 나무 종류로 매우 유용한 목재를 생산한다. 열매는 몇 개의 씨가 있는 캡슐로 과육과 껍질을 가지고 있다. 원산지는 인도네시아 - 말레이시아의 우림지역이다. 건선, 습진, 피부염, 화상, 궤양, 포진과 진균성 감염과 같은 피부질환을 치료하는데 효과적이고, 사마귀와 비듬에도 매우 효능이 있다. 님은 항염성과 항박테리아 작용을 지닌 것으로 보고되어 있으며, 인도에서는 곤충퇴치제와 유기살충제로서 널리 사용되고 있다.

· 피치 커넬(Peach kernel)

· Prunus persica

· (냉압착)

물리적으로 피치 커넬은 아프리콧 커넬과 스윗 아몬드 오일과 매우 유사하다. 많은 양이 생산되지 않으므로 값이 비싼 오일로, 피부 보호력, 연화제, 영양분이 많고 피부에 서서히 흡수된다. 소양증을 경감시키고 습진에 매우 유익하다. 예민하고 건성, 노화 피부와 주로 피부보호크림으로 사용된다.

· 로즈힙(Rose Hip)

· Rosa mosqueta

· (냉압착)

화장용 크림이나 로션에 사용될 수 있고, 로즈힙 오일은 세포재생제로 알려져 있어, 조로현상을 방지하고 주름을 감소시키며, 반흔조직을 감소시킨다. 또한 화상과 습진에 매우 유용하다.

· 썬플라워(Sunflower)

· Helianthus annus

· (냉압착)

썬플라워오일은 유기적으로 재배된 식물에서 얻어진 오일에서 냉압착으로 생산된다. 슈퍼마켓에서 구입하는 썬플라워오일은 용매제에 의해 추출되는 경우가 많으며 아로마테라피스트가 사용하기에는 부적합하다.

* 특성 : 비타민A, B, D,와 E를 포함하고 있고, 불포화지방산의 함량이 매우 높아서 동맥경화증에 매우 효과적이다. 피부에 대해서는 질환을 예방할 수 있는 예방성이 있어서 다리 궤양, 타박상과 피부질환에 유익하다. 이뇨효과를 지니고 있으며, 또한 거담제여서 오일의 한 성분인 이눌린은 천식치료에 사용된다.

· 로션베이스(Lotion Base)

가벼운 흰 로션으로 그레이프씨드와 증류수로 되어 있다. 가정에서 사용하는데 매우 좋으며, 피부에 번들거리지 않아서 특히 유아와 노인에게 사용하는데 매우 유용하다. 오일을 바스에 사용하기 위해 희석시켜 사용할 수 있으며 이러한 방법으로 피부자극의 위험을 감소시킬 수 있다. 또한 피부 알레르기가 있는 경우에도 매우 좋은 오일이다.

· 휫점(Wheatgerm)

· Triticum vulgare

· (냉압착)

비타민 E를 다량 함유하고 있어서 진한 오렌지색을 띤다. 건성과 노화피부에 유익한 오일로 튼살과 흉터가 있는 조직에 매우 효과적이다. 내복하는 경우에는 동맥으로부터 콜레스테롤을 제거하도록 도와준다고 알려져 있다.

* 주의사항 : 알레르기에는 금기.

3. 플로랄 워터(Floral Water)

근래에 들어서 플로랄 워터라는 말 대신에 하이드로랫(Hydrolat) 또는 하이드로졸(Hydrosol)이라고 불린다. 왜냐하면 꽃뿐만 아니라 뿌리, 나무껍질, 가지, 나무 등에서 히드로솔을 증기로 추출할 수 있기에 엄격하게 말하자면 플로랄 워터라고 불릴 수 없기 때문이다. 하이드로졸은 아로마테라피 목적으로 증기 또는 히드로 증류법으로 생산된 응축된 물이다. 보통 하이드로졸은 에센셜을 추출하는 증류법의 부산물로 보고 있으나 때에 따라서는 하이드로졸만을 얻기 위해서 증류하기도 한다.

추출하는 식물성분의 수용성 용해도에 따라 하이드로졸 1L당 에센셜 오일 성분이 0.002~0.005%정도 함유되어 있어 플로랄 워터 자체로도 살균, 소독, 보습의 효과가 있다(Suzanne Catty 2001). 그러나 하이드로졸에 용해되어 있는 에센셜 오일은 동일한 식물에서 추출한 에센셜 오일과 화학성분 구조가 다르다. 따라서 에센셜 오일과 하이드로졸솔은 독특하게 다른 물질이다.

플로랄 워터의 pH는 2.9~6.5에 이르는 약산성으로 피부에 자극이 적고 사용감도 부드러워 천연스킨, 보습용 미스트 또는 애프터쉐이빙 등으로 널리 사용되고 있다. 한 가지 워터로 사용하지만 2~3가지 워터를 블렌딩 하여 사용해도 효과적이다.

표 3-1. 플로랄 워터의 종류 및 특성

워터명	pH	효과
로즈워터 Rose	4.1~4.4	정상, 복합성, 예민피부 등 모든 피부에 사용 가능하며 피부정화와 혈관강화 효과를 지닌다.
오렌지 블라섬워터 Orange blossom(Neroli)	3.8~4.5	건성 피부, 노화 피부 등에 적용하여 피부에 보습을 충분히 주어 세포의 성장, 재생을 돕는다.
카모마일 워터 Chamomile	3.0~3.3	민감성 피부, 트러블이 있는 피부에 가려움증을 완화시키며 피부진정, 눈의 피로에 도움을 준다.

라벤더 워터 Lavender	5.6~5.9	지성, 복합성 피부, 트러블이 있는 피부에 적합하며 가벼운 화상이나 상처 등의 염증을 가라앉히고 두피, 모발 정화와 강화에도 도움을 준다.
위치하젤 워터 Witch hazel	4.0~4.2	지성, 노화 피부, 얼굴이 잘 붓는 사람들에게 적합하며 항산화작용과 수렴작용으로 정맥류, 치질, 비만관리에도 도움을 준다.
콘 플라워워터 Cornflower	4.7~5.0	건조, 예민한 피부, 면역력 약한 피부에 적합하며 피곤하고 지친 눈에도 보습효과가 있다.
로즈마리워터 Rosemary	4.2~4.7	지성피부나 노화피부에 적합하며 헤어토닉으로도 좋다.

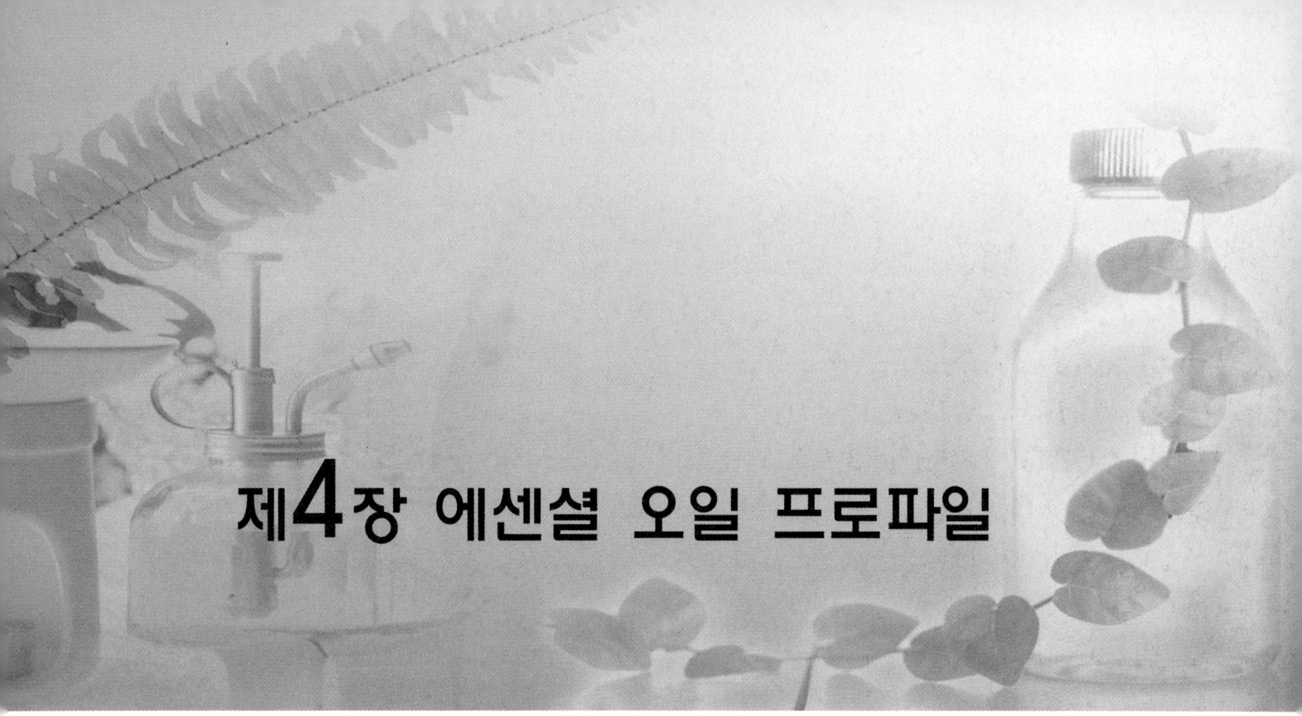

제4장 에센셜 오일 프로파일

에센셜 오일 목록

바질 Basil

학명(Latin name) : *Ocimum basilicum*

과(Family) : Lamiaceae/Labiateae

추출부위(Plant Part) : 꽃(Flowering herb)

노트(Note) : Top

추출법(Extraction) : 증류(Steam distillation)

화학성분(Chemical constituents) :

Linalool 40~55%, fenchyl alcohol 3~12%, terpinen-4-ol 1.6%, terpineol 2%, citronellol 1.5% geraniol 1. **(Monoterpenols)**, Camphor (Ketones), Estragole 5% (Ether), pinene, camphene, limonene, ocimene, cymene terpinene (Monoterpenes)

역사 및 유래

'바질리쿰'은 '왕'을 뜻하는 '바질리코스'에서 유래되었고, 로마나 이태리에서는 요리에 주로 사용되었다. 쿨페퍼는 바질 허브를 뱀에 물렸을 때 독을 빼기 위해 사용하도록 권하였다.

고대시대에는 근심, 걱정을 없애기 위해 인도에서는 종교의식 전 영감을 얻기 위해 바질 잎을 씹어 먹기도 하였으며 신께 바치는 성스러운 식물로 가정을 보호하고 정화하기 위해 바질을 사용하였다.

주요특성

정신적 피로, 편두통, 불면, 신경성우울, 근심, 소화불량, 위경련, 집중력의 대표적인 오일로 장시간 집중을 위한 오일로 사용

2가지 케모타입이 대표적이며 그 중 Basil ct. linalool(Sweet basil)이 아로마테라피에서 안전하게 사용

테라피 용도

신경계

정신적 활력, 정신집중, 창의력, 두통, 편두통, 불안, 우울, 신경긴장, 걱정근심

소화계

소화불량, 헛배부름, 메스꺼움, 멀미, 위장장애

근육 및 관절

근육통증, 삠, 접질림

호흡계

기침, 감기, 부비동염, 기관지염

면역계

해열, 감염성 질환

정신적 감정

자기표현(Self expression). 나의 인식의 정확하지 못하면 표현하지 못한다.

정신적 혼란함. 용기증대

주의

감작반응이 있을 수 있으므로 장기간 사용과 임신 중 사용주의, 민감성 피부 사용주의

블렌딩

로즈마리, 라벤더, 클라리세이지, 프랑킨센스, 펜넬, 블랙페퍼, 페퍼민트

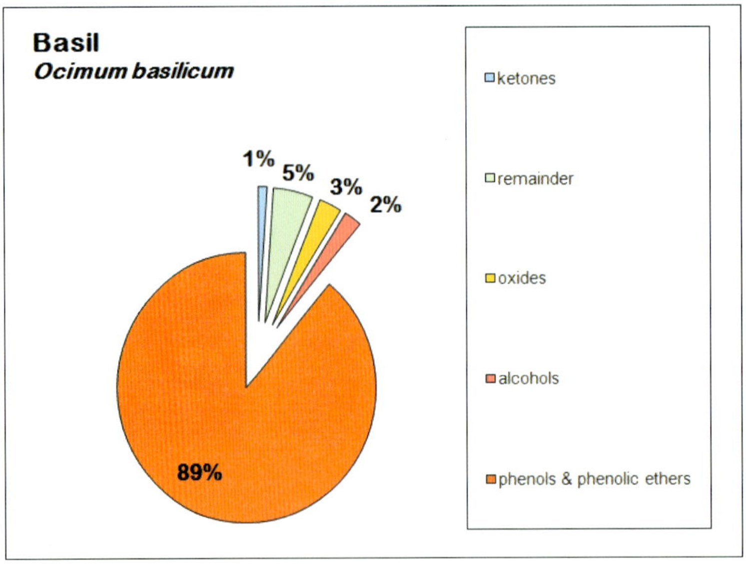

ester	3%
aliphatic aldehydes	
ketones	
sesquiterpenes	1%
lactones & coumarins	
remainder	2%
oxides	4%
acids	
aromatic aldehydes	
monoterpenes	15%
alcohols	50%
phenols & phenolic ethers	25%

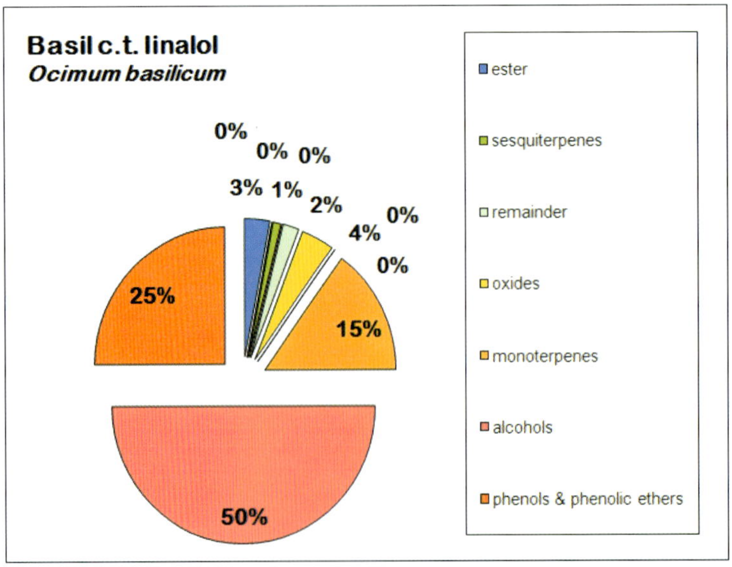

ester	3%
aliphatic aldehydes	
ketones	
sesquiterpenes	1%
lactones & coumarins	
remainder	2%
oxides	4%
acids	
aromatic aldehydes	
monoterpenes	15%
alcohols	50%
phenols & phenolic ethers	25%

버가못 Bergamot

학명(Latin name) : *Citrus bergamia*

과(Family) : Rutaceae

추출부위(Plant Part) : 과일껍질(Fruit peel)

노트(Note) : Top

추출법(Extraction) :압착(Expression)

화학성분(Chemical constituents) :

Linalool 11~22%(Monoterpenols) Linalyl acetate 36~45% **(Ester)** Bergaptene 0.3-0.4%(Lactone) Limonene 28~32%(Monoterpenes)

역사 및 유래

콜롬부스가 버가못 나무를 발견한 후 16세기 이탈리아 버가모(Bergamo)라는 도시에서 버가못 오일이 처음으로 생산되고 거래되었다. 그 당시부터 살균제와 해열제로 사용되었으며 최근에는 피부와 비뇨기 등의 치료 효능이 보고되고 있다.

주요특성

신경안정, 심신균형, 살균, 강심제, 염증치료

테라피 용도

신경계

긴장완화, 불안, 우울증, 스트레스 관련 질병, 정신 고양

소화계

스트레스 신경성으로 인한 소화불량과 식욕부진, 헛배부름, 장염

비뇨계

방광염, 요도염, 아구창(구강칸디다증)

피부

여드름, 종기, 건선, 모든 염증성 질환

정신적 감정

즐거움, 열정(Cheerfulness). 긴장에서의 억눌린 감정에서 해방. 감정 이완으로 호흡계, 소화계가 원활, 자신감 증대, 고양
위기의 순간 평상심을 되찾아 머리를 맑게 도와주는 오일로 사용

주의

감광성이 있으므로 사용 후 햇빛에 노출을 피하고 민감성 피부에 사용을 금한다
F.C.F(Furo Coumarine Free)

블렌딩

라벤더, 네롤리, 페티그레인, 쟈스민, 제라늄, 레몬, 캐모마일, 쥬니퍼, 코리엔더

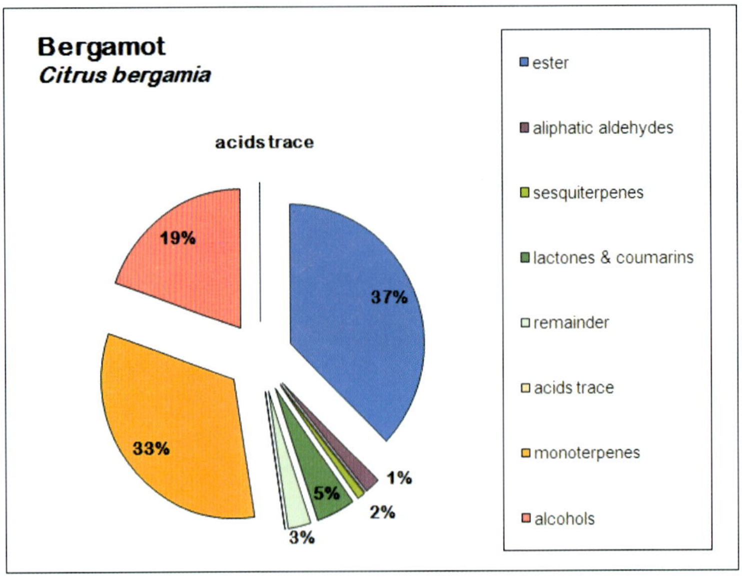

ester	40%
aliphatic aldehydes	2%
ketones	
sesquiterpenes	1%
lactones & coumarins	5%
remainder	3%
oxides	
acids trace	
aromatic aldehydes	
monoterpenes	35%
alcohols	21%
phenols & phenolic ethers	

시더우드 Cedarwood

학명(Latin name) : *Cedrus atlantica*(Cedarwood, Atlas)
Juniperus virginianna(Cedarwood, virginian)

과(Family) : Cupressaceae

추출부위(Plant Part) : 나무, 그루터기(wood, stump)

노트(Note) : Base

추출법(Extraction) : 증류(Steam distillation)

화학성분(Chemical constituents) : *Cedrus atlantica*(Cedarwood, Atlas)
Atlantone 20%(Ketone) atlantol, cedrol(Sesquiterpenols) cedrene, caryophyllene, thujopsene, cadinene 50%**(Sesquiterpenes)**

역사 및 유래

'cedar'는 영적인 능력을 의미하는 말로서 굳은 신앙의 상징을 나타낸다.
시더우드의 강한 내구성과 침식에 강한 점, 그리고 각종 벌레를 물리치는 강렬한 향으로 가치를 인정받아 솔로몬 왕은 자신의 성전을 짓는 데 사용하였고, 파피루스용지를 만들거나 미이라를 만들 때에도 사용하였다.

주요특성

살균, 수렴, 이뇨, 거담, 살충, 진정, 심신 강화

테라피 용도

신경계

정신적 긴장, 피로, 스트레스

피부

상처, 여드름, 습진, 상처치유, 비듬, 지성피부, 탈모

비뇨기

신장, 방광 이상 증상, 방광염

호흡계

카타르성 기침, 만성 기관지염

정신적 감정

용기(courage), 힘 & 인내 & 확신, 지(志) 강화

어려운 상황에 직면 했을 때 이를 극복하고 앞으로 나아갈 수 있도록 하는 정신력, 집중력, 그리고 인내력 강화

주의

임신 중 사용 금지, 장기간 사용 금지

블렌딩

로즈우드, 버가못, 사이프러스, 쥬니퍼, 네롤리, 클라리세이지, 베티버, 로즈마리, 일랑일랑

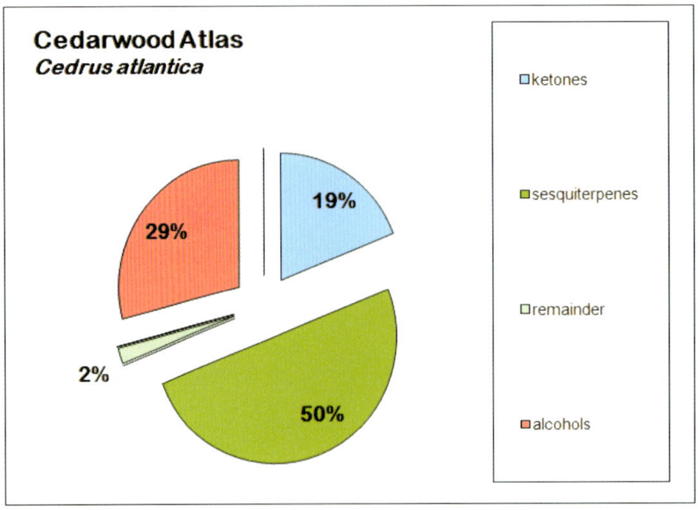

ester	
aliphatic aldehydes	
ketones	19%
sesquiterpenes	50%
lactones & coumarins	
remainder	2%
oxides	
acids	
aromatic aldehydes	
monoterpenes	
alcohols	29%
phenols & phenolic ethers	

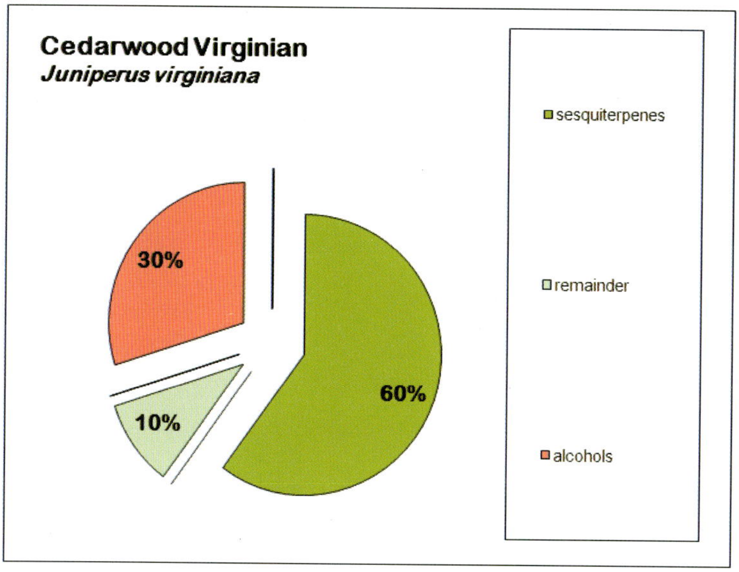

ester	
aliphatic aldehydes	
ketones	
sesquiterpenes	60%
lactones & coumarins	
remainder	10%
oxides	
acids	
aromatic aldehydes	
monoterpenes	
alcohols	30%
phenols & phenolic ethers	

캐모마일 저먼 Chamomile German

학명(Latin name) : *Matricaria recutica*(Chamomile German)

과(Family) : Asteraceae/Compositae

추출부위(Plant Part) : 꽃(Flower heads)

노트(Note) : Middle

추출법(Extraction) : 증류(Steam distillation)

화학성분(Chemical constituents) :

a-terpinene trace, limonene, p-cymene, ocimene 1.7% (Monoterpenes) chamazulene 1-35%, bisabolene, trans-b-farnesene 2-13%, trans-a-farnesene 27%, cadinene 5.2%, copaene, caryophyllene, muurolene, **(Sesquiterpenes)** bisabolol 2-67%, spathulenol, farnesol (Sesquiterpenols) bisabol oxide 0-55%, bisabolol oxide B 4-19%, 1,8 cineole (Oxides) herniarin, umbelliferone (coumarin) en-yn-dicycloether 0.7% (Ethers)

역사 및 유래

Matricaria는 자궁을 뜻하는 라틴어 marix에서 파생되었듯이 저먼 캐모마일이 고대부터 생식기 관련 장애를 치료하는 데 쓰였고, 고대 식물 약전에도 캐모마일은 다른 식물과 함께 심으면 다른 식물이 병에 걸리지 않아서 '식물의 의사'라는 애칭을 가지고 있다.

기원전 4세기 그리스에서는 히포크라테스가 열을 내리는 데에도 사용하였다.

주요특성

항염, 항경련, 항알러지, 신경이완으로 소화촉진

테라피 용도

소화계

소화불량, 복통, 위궤양, 간울혈, 담즙분비 촉진

피부

상처, 궤양, 습진, 민감성피부, 붉고 건조한 피부, 알러지, 피부염

생식계

생리전 증후증상, 월경불순, 월경과다

근육

염증부위 관절, 근육통, 신경통, 염좌, 긴장된 근육

정신적 감정

흘려보냄(Letting go). 성급함, 조급함

과도한 자아의 욕망과 좌절, 분노, 또 여기에 종종 수반되는 우울감에서 비롯되는 긴장을 완화

주의

일반적으로 무독, 무자극이나 개인에 따라 피부염 유발 가능

블렌딩

제라늄, 라벤더, 패출리, 벤조인, 로즈, 네롤리, 베가못, 마조람, 일랑일랑, 쟈스민, 클라리세이지

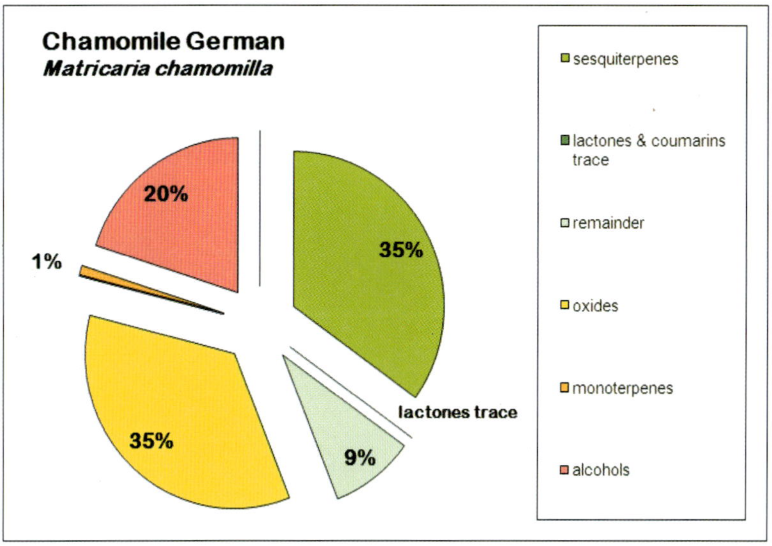

ester	
aliphatic aldehydes	
ketones	
sesquiterpenes	35%
lactones & coumarins trace	
remainder	9%
oxides	35%
acids	
aromatic aldehydes	
monoterpenes	1%
alcohols	20%
phenols & phenolic ethers	

캐모마일 로만 Chamomile Rorman

학명(Latin name) : *Anthemis nobilis*(Chamomile Roman)

과(Family) : Asteraceae/Compositae

추출부위(Plant Part) : 꽃(Flower heads)

노트(Note) : Middle

추출법(Extraction) : 증류(Steam distillation)

화학성분(Chemical constituents) :

pinene, α-terpene, sabinene camphene myrcene terpinene cymene (Monoterpenes) sabinene, caryophyllene, chamazulene, copaene, cadinene (Sesquiterpenes) pinocarveol, farnesol, nerolidol (Alcohols) myrtenal (Aldehydes) pinocarvone (Ketones) methyl propionate, butyrate, isobutyl angelate **(Esters)** (75-80%)

역사 및 유래

캐모마일이란 이름은 '지상의 사과'란 의미의 그리스어에서 유래되었으며 캐모마일 향이 청사과향을 가졌기 때문이다.
새벽에 아름다운 꽃잎을 펼치는 캐모마일을 신성시 여겨 신에 올리는 의식을 새벽에 행하며 태양신(Ra)에게 캐모마일을 바쳤다.
16세기 스페인에서 소개되어 독일 식물학자들은 캐모마일 허브티로 건강을 유지하게 방법을 사용하였다.

주요특성

항빈혈, 항신경통, 항경련, 항염, 신경 진정, 해열

테라피 용도

신경계

신경통, 편집증, 편두통, 두통, 불면, 과민성, 신경성 우울, 쇼크

소화계

배앓이, 식욕부진, 복통, 변비

피부

습진, 염증, 상처, 멍듦, 여드름, 피부염

생식계

생리전 증후증상, 월경불순, 월경과다. 생리통증

정신적 감정

화남, 신경과민, 울화통, 짜증, 아이들의 짜증, 성급함, 조급함, 정신적 무력감

주의

일반적으로 무독, 무자극이나 개인에 따라 피부염 유발 가능

블렌딩

라벤더, 버가못, 쟈스민, 클라리세이지, 제라늄, 네롤리, 페티그레인, 로즈, 샌달우드

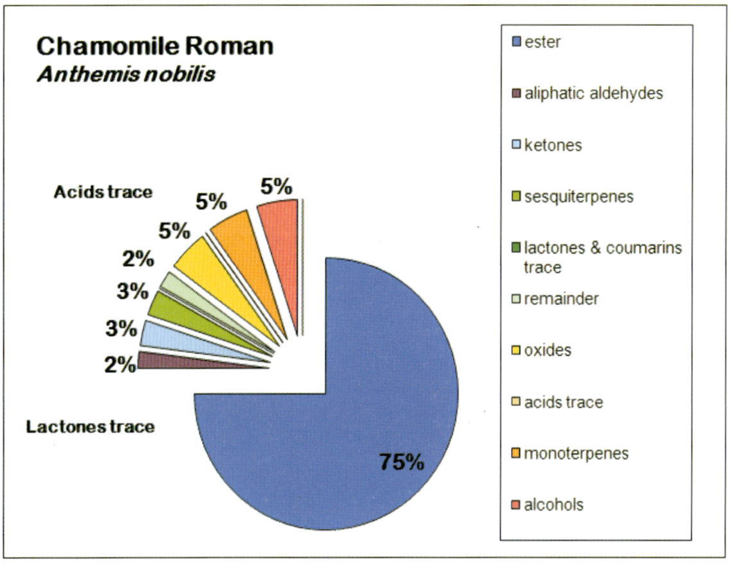

ester	75%
aliphatic aldehydes	2%
ketones	3%
sesquiterpenes	3%
lactones & coumarins trace	
remainder	2%
oxides	5%
acids trace	
aromatic aldehydes	
monoterpenes	5%
alcohols	5%
phenols & phenolic ethers	

시나몬 Cinnamon

학명(Latin name) : *Cinnamomum zeylanicum*

과(Family) : Lauraceae

추출부위(Plant Part) : 잎/껍질(Leaf/Bark)

노트(Note) : Middle to Base

추출법(Extraction) : 증류(Steam distillation)

화학성분(Chemical constituents) : leaf

Benzyl benzoate, benzyl acetate, cinnamyl acetate (Esters) *b*-caryophyllene (Sesquiterpenes) cinnamaldehyde, methyl vanillin (**Aldehydes**) *a*-pinene, *p*-cymene (Monoterpenes) geraniol, borneol, linalol, terpineol (Alcohols) Eugenol, safrole, aceteugenol (**Phenols**)

역사 및 유래

'계피'는 오래전부터 향신료로 사용했으며 특히 사원의 훈향용으로 귀중한 취급을 받았다. 이집트인은 시나몬을 담즙과다에 탁월한 약재로 여기고, 중국에서는 장내에 가스가 많이 찼거나 간의 온도를 정상화시키고 싶을 때 사용하였다.

주요특성

강심제, 진통제, 구풍, 월경촉진, 자극, 활력, 따뜻함, 무기력, 마취

테라피 용도

순환계

순화촉진, 배출, 피부 노폐물 배출

소화계

무 식욕증, 대장염, 설사, 소화불량, 장 기능 둔함

생식계

불감, 월경불순, 생리주기 부족

면역계

전염성 증상, 오한, 감기

정신적 감정

차가움과 내면지향(Coldness and Introversion).

내면적으로 딱딱해져 있는 부분을 부드럽게 밖으로 소통

주의

유제놀 성분의 피부 자극 주의. 소량사용

블렌딩

클라리세이지, 펜넬, 넛맥, 오렌지스윗, 샌달우드, 패촐리

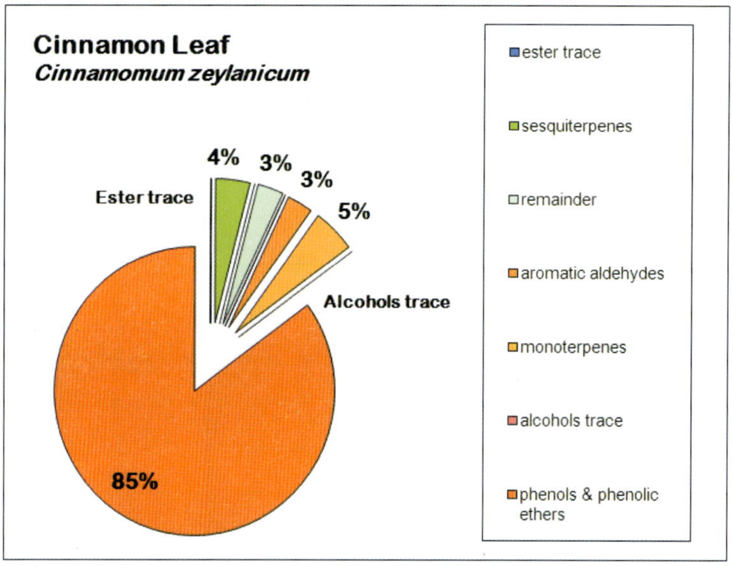

ester trace	
aliphatic aldehydes	
ketones	
sesquiterpenes	4%
lactones & coumarins	
remainder	3%
oxides	
acids	
aromatic aldehydes	3%
monoterpenes	5%
alcohols trace	
phenols & phenolic ethers	86%

클라리세이지 Clary sage

학명(Latin name) : *Salvia sclarea*

과(Family) : Lamiaceae/Labiateae

추출부위(Plant Part) : 꽃, 잎(Flowering tops, leaves)

노트(Note) : Top to Middle

추출법(Extraction) : 증류(Steam distillation)

화학성분(Chemical constituents) :

Pinene, sabinene, camphene, myrcene, limonene (Monoterpenes 2-3%) caryophyllene, germacrene, ocimene, terpinolene, copaene, bourbonene (Sesquiterpenes 5%) linalool, terpineol, citronellol, geraniol, borneol, thujol, (Monoterpenols) bisabol, junerol, (Sesquiterpenols) sclareol 1-7% (diterpenols) caryophyllenal (Aldehydes) linalyl acetate 49-75%, citronellyl acetate, geranyl acetate, neryl acetate **(Esters)** 1,8 cineole, linalool oxide, sclareol oxide, caryophyllene oxide (Oxides) thujone (Ketones) coumarin (Coumarins)

역사 및 유래

클라리는 라틴어로 '깨끗하다'를 의미하고 세이지는 '병을 낫게 하다'라는 의미가 있다. 이는 클라리 세이지가 전통적으로 눈의 점액을 깨끗하게 하는 데 사용되었던 점에서 붙여진 이름이다.

독일에서는 클라리세이지를 맥주에 향을 내고 술을 빨리 숙성시키는데 사용하였다.

주요특성

에스트로겐 분비 촉진, 폐경우울증, 신경 진정, 항균, 방부, 재생, 따뜻함, 자궁강장

테라피 용도

신경계

여성의 불감증, 무기력, 패닉발작, 긴장, 나약함

생식계

월경 불순, 무월경, 백대하, 생식기 감염, 자궁강화, 여성호르몬기능

피부

여드름, 종기, 염증, 비듬, 탈모, 노화피부 주름관리

호흡계

천식, 인후염, 가래, 담, 백일해, 만성기관지염

정신적 감정

정신적 명료함(Clarity), 원기회복&명석함&영감, 기분 들뜸, 행복감

급격한 기분변화와 결단력 부족, 감정의 혼란 등으로 신경성 불안감과 우울감에 많이 사용

주의

임신 중 사용 금지, 음주 시 최면작용과 술에 빨리 취하게 만듬

블렌딩

쥬니퍼, 제라늄, 카다멈, 샌달우드, 시더우드, 쟈스민, 레몬글라스

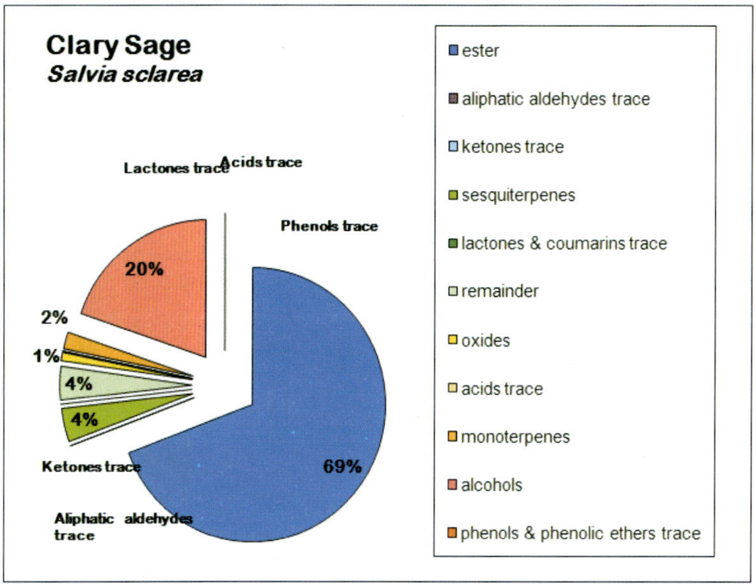

ester	70%
aliphatic aldehydes trace	
ketones trace	
sesquiterpenes	4%
lactones & coumarins trace	
remainder	4%
oxides	1%
acids trace	
aromatic aldehydes	
monoterpenes	2%
alcohols	20%
phenols & phenolic ethers trace	

사이프러스 Cypress

학명(Latin name) : *Cupressus sempervirens*

과(Family) : Cupressaceae

추출부위(Plant Part) : 잎(Leaves/needles and twings)

노트(Note) : Middle to Base

추출법(Extraction) : 증류(Steam distillation)

화학성분(Chemical constituents) :

terpinyl acetate 4-5%, terpinen-4-yl acetate (Ester) pinene 35-55%, cymene, camphene, limonene **(Monoterpenes)** a-cedrene, sabinene, (Sesquiterpenes) 1,8 cineole 0.3%, (Oxide) terpinen-4-ol, terpineol, borneol, linalool, sabinol (Monoterpenols) cedrol 5.3-21%, (Sesquiterpenols) manool, abienols, pimarinols, totarol (diterpenols trace)

역사 및 유래

학명 'Cupressus"는 나무를 숭배하던 키프로스섬의 이름에서, 그리고 'sempervirens' 는 '영원히 산다'는 뜻으로 부패하지 않고 생명력이 강한 나무의 특성에서 유래하였으며 그리스에서는 사이프러스를 신성한 사원을 짓는 목재로 사용하였다.

주요특성

수렴효과, 발한, 과잉 수분조절

테라피 용도

순환계

하지정맥류, 부종, 혈액순환 장애, 치질

생식계

월경불순, 무월경, 자궁출혈

호흡계

만성기관지염, 천식, 백일해

피부

지성, 포화 수분, 발한

정신적 감정

변화(Transition). 새로운 변화에 안착할 수 있도록 도와주고 두려움으로부터 조화 및 평온의 감정을 갖게 한다.

주의

무독, 무자극

블렌딩

시더우드, 파인, 레몬, 쥬니퍼, 라벤더, 그레이프 프룻, 로즈마리, 제라늄

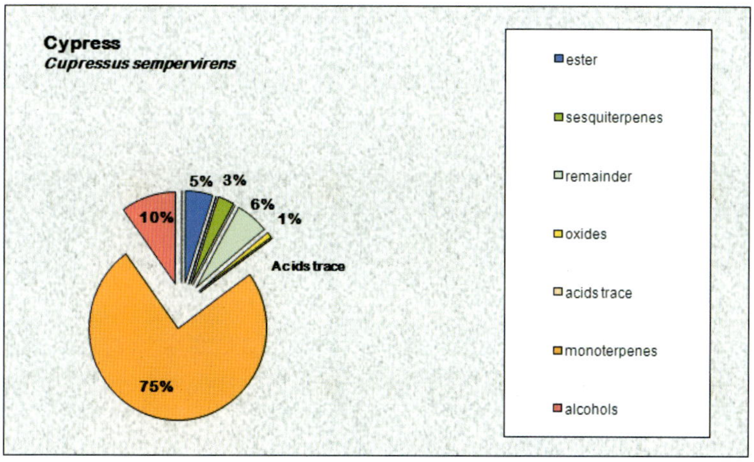

ester	5%
aliphatic aldehydes	
ketones	
sesquiterpenes	3%
lactones & coumarins	
remainder	6%
oxides	1%
acids trace	
aromatic aldehydes	
monoterpenes	75%
alcohols	10%
phenols & phenolic ethers	

유칼립투스 Eucalyptus

학명(Latin name) : *Eucalyptus globules*
Eucalyptus radiata
Eucalyptus citriodora(Eucalyptus Lemon)

과(Family) : Myrtaceae

추출부위(Plant Part) : 잎(Leaves/twings)

노트(Note) : Top

추출법(Extraction) : Steam distillation

화학성분(Chemical constituents) : *Eucalyptus globules*
terpinyl acetate 1-2% (Ester) pinocarvone 1-2%, carvone 0.1%, fenchone 0.4% (Ketone) a-pinene 3-27%, cymene 1.2-3.5%, limonene 1.8-9%, camphene 0.200.4% (Monoterpenes) aromadendrene 0.1-6%, a-phellandrene 0.2% (Sesquiterpenes) a-fenchyl alcohol, terpineol, myrtenol (Monoterpenols) globulol, ledol, pinocarveol, viridifloral, epi-globulol (Sesquiterpenols) 1,8 cineole 60-85%, a-pinene epoxide 0.2% **(Oxides)** myrtenal, geranial, valeric aldehyde, butyric aldehyde, caproic aldehyde (Aldehydes)

역사 및 유래

유칼립투스(Eucalyptus)의 어원을 보면 'eu'는 '잘(well)'이라는 뜻과 'kalyptos'는 '보호하다(cover)'라는 뜻이 합쳐져 "잘 싸였다"는 뜻으로서 꽃이 피기 전에 꽃받침이 꽃의 내부를 완전히 둘러싼 것에서 비롯된 이름이다.
유칼립투스 나무는 세계에서 가장 키가 큰 나무 중 하나이며, 코알라가 유칼립투스의 잎을 먹는 것으로도 잘 알려져 있다. 오스트레일리아(호주) 원주민들은 옛날부터 상처 난 데 뿐 아니라 만병통치약으로 유칼립투스를 애용해 왔다.

주요특성

호흡기 증상, 비뇨기 전염, 해열, 살충, 발적, 항바이러스, 탈취, 정화

테라피 용도

호흡계

천식, 기관지염, 기침, 부비강염, 인후

근육

관절염, 통증, 염좌, 순환장애, 류머티스 관절염

면역계

감기, 유행병, 독감, 홍역, 수두, 해열

피부

화상, 헤르페스, 벌레물림, 화농성 여드름, 피부감염

정신적 감정

통합(Intergration). 새로운 것에 대한 주저함. 소극적. 과거에 집착. 부정적인 습관을 버릴 수 있도록 도와줌

주의

농노가 높을 경우 피부 자극. 고혈압, 간질환자 사용주의

블렌딩

바질, 로즈마리, 파인, 시더우드, 프랑킨센스, 히솝, 쥬니퍼, 라벤더, 레몬, 마조람 스윗, 니아울리, 페퍼민트, 티트리, 타임

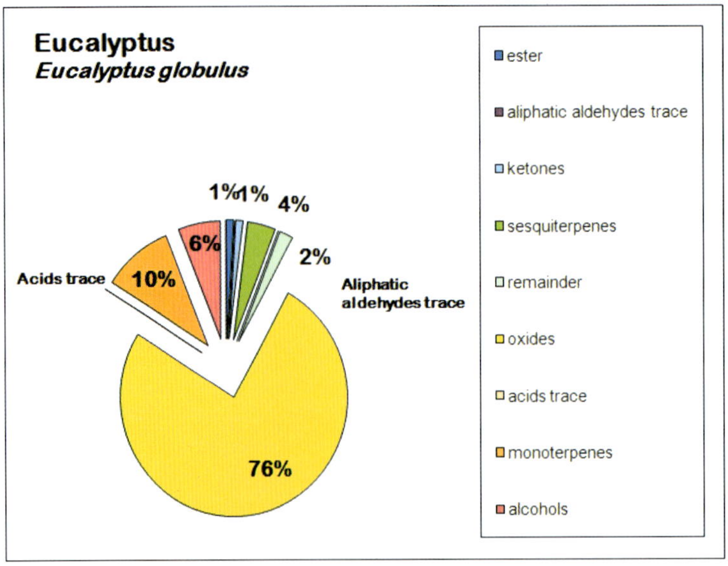

ester	1%
aliphatic aldehydes trace	
ketones	1%
sesquiterpenes	4%
lactones & coumarins	
remainder	2%
oxides	76%
acids trace	
aromatic aldehydes	
monoterpenes	10%
alcohols	6%
phenols & phenolic ethers	

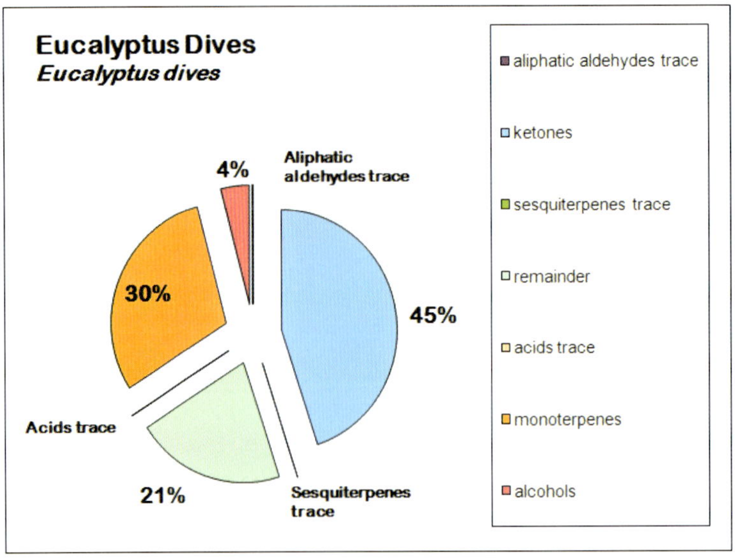

ester	
aliphatic aldehydes trace	
ketones	45%
sesquiterpenes trace	
lactones & coumarins	
remainder	21%
oxides	
acids trace	
aromatic aldehydes	
monoterpenes	30%
alcohols	4%
phenols & phenolic ethers	

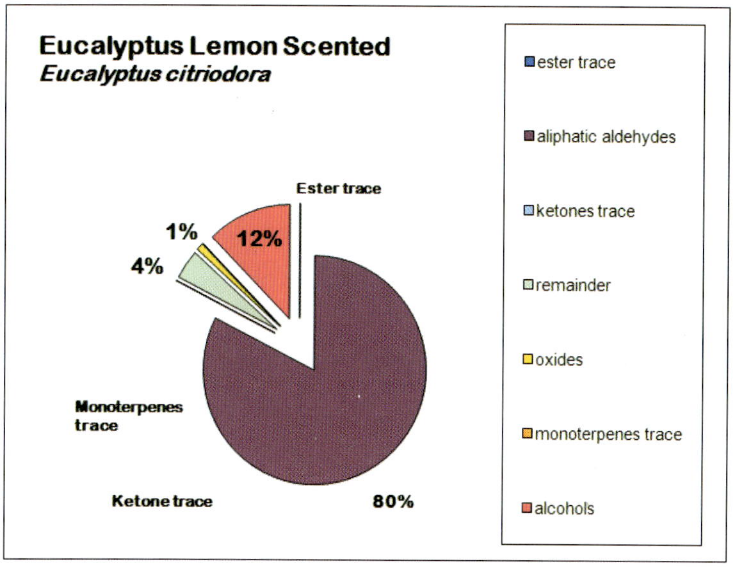

ester trace	
aliphaticaldehydes	80%
ketones trace	
sesquiterpenes	
lactones & coumarins	
remainder	4%
oxides	1%
acids	
aromatic aldehydes	
monoterpenes trace	
alcohols	12%
phenols & phenolic ethers	

펜넬 Fennel

학명(Latin name) : *Foeniculum vulgare*

과(Family) : Umbelliferae

추출부위(Plant Part) : 씨(Seeds)

노트(Note) : Top to Middle

추출법(Extraction) : 증류(Steam distillation)

화학성분(Chemical constituents) :

Fenchone (Ketones) bergaptene, umbelliferone (Lactones) anisic acid (Acid) fenchol (Alcohols) *trans*-anethole (50-60%), methyl chavicol (estragole) **(Phenols)** anisaldehyde (Aldehyde) pinene, thujene, terpinene, limonene, myrcene, phellandrene (Terpene)

역사 및 유래

'Foeniculum'은 마른 풀을 의미한다. 잎, 줄기 등이 연녹색을 띠며 실같이 잘게 찢어진 잎들이 마른 풀같이 보인다 하여 붙여진 이름이다.

고대 그리스에서는 '마라트론'이라 불렀는데 이것은 '마라노'라는 '여위다'라는 뜻을 가진 말에서 유래되었다.

히포크라테스는 황달치료에 펜넬을 사용하였으며 중세시대에는 종교적 의식이나 중세에 악령을 쫓기 위해 사용되었다.

주요특성

자극촉진(순환), 비장강장, 소화, 월경촉진, 따뜻하게 함

테라피 용도

소화계

소화불량, 헛배부름, 소화장애, 변비, 오심

생식계

월경장애, 무월경, 생리주기불규칙, 모유 촉진

순환

셀룰라이트, 요량감소, 부종

피부

종기, 염증, 지성, 노화피부

정신적 감정

단호함. 완료(assertive/completion). 끝마무리의 동기 부여
많은 생각과 분석으로 자기표현, 생산성, 소통이 불균형

주의

간질환자, 임산부에게 사용 금지

블렌딩

바질, 클라리세이지, 사이프러스, 제라늄, 그레이프프룻, 쥬니퍼, 라벤더, 레몬, 페퍼민트, 로즈마리, 로즈, 샌달우드

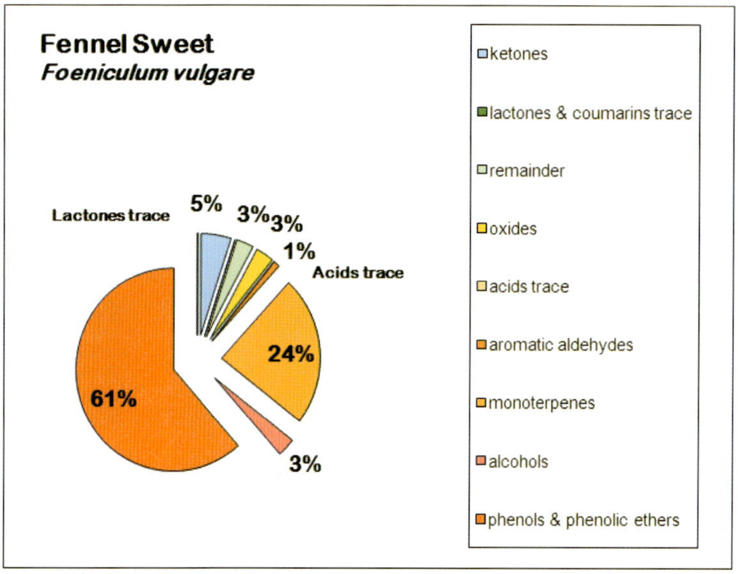

ester	
aliphatic aldehydes	
ketones	5%
sesquiterpenes	
lactones & coumarins trace	
remainder	3%
oxides	3%
acids trace	
aromatic aldehydes	1%
monoterpenes	24%
alcohols	3%
phenols & phenolic ethers	62%

프랑킨센스 Frankincense

학명(Latin name) : *Boswellia carteri*

과(Family) : Umbelliferae

추출부위(Plant Part) : 수지(gum resin)

노트(Note) : Base to Middle

추출법(Extraction) : 증류(Steam distillation)

화학성분(Chemical constituents) :

Pinene 21%, thujene 24%, limonene 8%, cymene 6%, sabinene 6%, camphene **(Monoterpenes)** octanol, linalool borneol, terpinen-4-ol, (Monoterpenols) octyl acetate, bornyl acetate, incensyl acetate (Ester) incensole (Oxide) verbenone (Ketone)

역사 및 유래

유향이라 하며 프랑킨센스의 'frank'는 '진짜'를 의미하고, 'incense'는 '향'을 의미하므로 프랑킨센스는 '진짜향'이라는 뜻이다. 고대 이집트에서는 제단에서 프랑킨센스를 태워 여러 신들에게 바쳤고, 예수님이 탄생하실 때 동방박사들이 바친 3개의 선물 중의 하나이다.

주요특성

항염, 방부, 반흔형성, 구풍, 세포재생, 외상치료, 거담

테라피 용도

신경계

불안, 신경긴장, 명상, 화남, 낙담, 출산 시 통증 경감, 출산 후 우울증

호흡계

천식, 기관지염, 후두염, 호흡이완, 카타르, 기침

피부

노화피부, 상처 재생, 흉터, 주름완화, 손상피부

정신적 감정

보호(Protection). 나를 환경으로부터 보호. 고요한 명상, 영적해방. 의(意)에 영향. 분주함을 정서적으로 안정

주의

무독성, 무자극, 무감각

블렌딩

버가못, 제러늄, 쟈스민, 라벤더, 레몬, 멀, 네롤리, 오렌지스윗, 패촐리, 파인, 로즈, 로즈우드, 샌달우드, 베티버, 일랑일랑

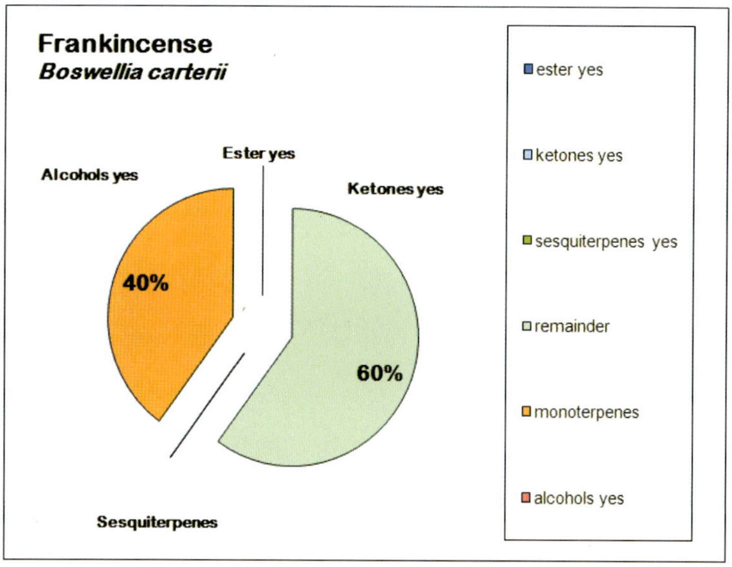

ester yes	
aliphatic aldehydes	
ketones yes	
sesquiterpenes yes	
lactones & coumarins	
remainder	60%
oxides	
acids	
aromatic aldehydes	
monoterpenes	40%
alcohols yes	
phenols & phenolic ethers	

제라늄 Geranium

학명(Latin name) : *Pelargonium graveolens*

과(Family) : Geraniaceae

추출부위(Plant Part) : 잎, 꽃(leaves, flowers)

노트(Note) : Base to Middle

추출법(Extraction) : 증류(Steam distillation)

화학성분(Chemical constituents) :

pinene, limonene, cadinene, bourbonene, caryophyllene (Monoterpenes) copaene (Sesquiterpenes) citronellol 21-45%, geraniol 17-25%, linalool 1-13%, nerol 1.2%, terpineol 0.7%, **(Monoterpenols)** Menthone 0.6-3%, iso-menthone 4-8% (Ketone) citronellyl formate 8-18%, geranyl formate 1-6%, (Esters) citral (Aldehydes)

역사 및 유래

제라늄의 어원을 살펴보면, 학명의 'Pelargonium'은 라틴어의 'Pelargos(황새)'를 뜻하며, 제라늄의 씨가 황새의 부리를 닮았기 때문에 붙여진 이름이다. 그리고 종명의 'graveolens'는 'gravis(강한)'와 'olens(향기롭다)'의 합성어로 강한 향기를 갖고 있다는 것을 의미한다. 전통적으로 아프리카인들은 제라늄을 설사나 상처, 피부 트러블 등의 치료용으로 사용해왔으며, 유럽에서는 건물 창가에 나쁜 기운이 들어오지 않도록 제라늄을 키우는 풍습이 있다.

주요특성

신체적, 심리적 균형, 항우울, 상처 재생, 항균, 림프자극 촉진, 외상치료

테라피 용도

신경계

정신적 피로, 신경성 스트레스, 신경긴장, 불안감, 안면신경통

피부

여드름, 모세혈관 파열, 화상, 정체된 피부, 치질, 노화피부, 복합성피부, 습진, 피부염

순환계

셀룰라이트, 정맥류, 유선순환촉진, 부종, 순환장애, 편도선염

정신적

새로운 균형(Re- Balancing). 자기 절제와 책임감이 강하여 안정되지 못함

자연스런 수용, 친밀감 형성

주의

무독성, 무자극 오일이나 민감한 피부 사용 주의

블렌딩

라벤더, 버가못, 클라리세이지, 프랑킨센스, 그리이프프룻, 쟈스민, 레몬, 네롤리, 오렌지스윗, 팔마로사, 패촐리, 로즈, 로즈우드, 샌달우드, 일랑일랑

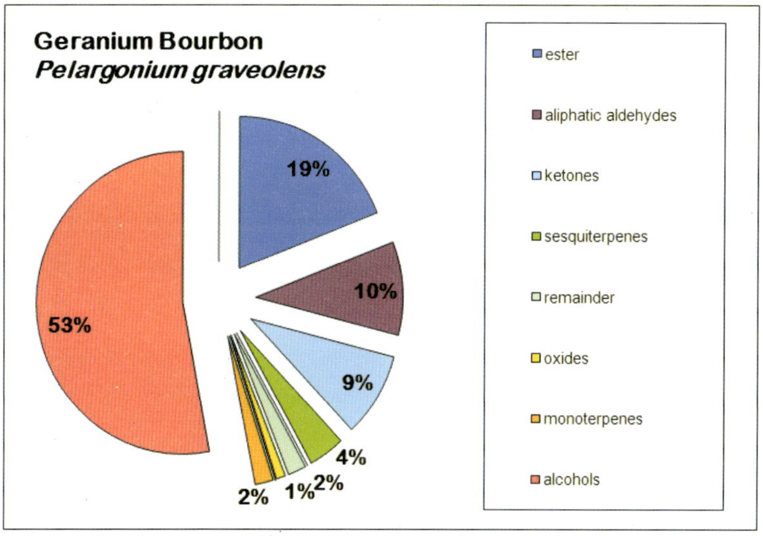

ester	19%
aliphatic aldehydes	10%
ketones	9%
sesquiterpenes	4%
lactones & coumarins	
remainder	60%
oxides	1%
acids	
aromatic aldehydes	
monoterpenes	2%
alcohols yes	53%
phenols & phenolic ethers	

진저 Ginger

학명(Latin name) : *Zingiber officinalis*
과(Family) : Zingiberaceae
추출부위(Plant Part) : 뿌리(Rhizome)
노트(Note) : Base
추출법(Extraction) : 증류(Steam distillation)
화학성분(Chemical constituents) :
a-pinene 0.4-4.2%, b-pinene 0.4-4.2%, b-pinene, camphene, myrcene, limonene 1.2-3%, b-phellandrene 1.3-4% (Monoterpenes) zingiberene 11-50%, ar-curcumene 0.1-33%, bisabolene 7% **(Sesquiterpenes)** citronellol 6%, linalool 1-5% (Monoterpenols) nerolidol trace-8.9%, elemol, (Sesquiterpenols) citronellal, myrtenal, phellandral, neral, geranial (Aldehydes) acetone, 2-hexanone, gingerone, (Ketones) 1,8 cineole 1.3%

역사 및 유래

'Zingiber'는 인도의 '진기'라는 지방 명에서 유래된 것이다. 동양에서 특히, 인도, 중국에서는 생강은 수천 년 동안 양념과 의약용으로 사용되어 왔다.

주요특성

심리적 기운 강장, 식욕촉진, 발적, 자극촉진

테라피 용도

소화계
헛배부름, 변비, 식욕부진, 소화장애, 숙취, 설사
근육
관절염, 류마티스, 통증, 염좌, 근육 긴장
호흡계
만성기관지염, 인후염, 부비강염, 울혈

정신적 감정

스테미나, 질질끌다.(Stamina/procrastinating). 육체적 원기를 도움. 강심성. 의지력 강하게. 결단력회복

주의

민감한 피부 자극. 발향 보다는 마사지법으로 많이 상용, 국소부위. 임신 중 사용주의

블렌딩

샌달우드, 베티버, 패촐리, 시나몬, 클로브, 프랑킨센스, 레몬, 오렌지 스윗, 로즈마리, 페퍼민트, 티트리, 타임

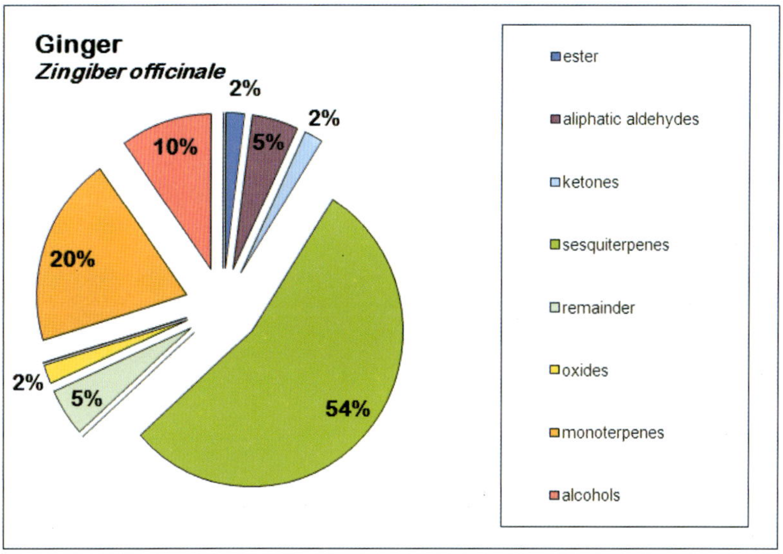

ester	2%
aliphatic aldehydes	5%
ketones	2%
sesquiterpenes	55%
lactones & coumarins	
remainder	5%
oxides	2%
acids	
aromatic aldehydes	
monoterpenes	20%
alcohols	10%
phenols & phenolic ethers	

그레이프 프룻 Grapefruit

학명(Latin name) : *Citrus paradisi*

과(Family) : Rutaceae

추출부위(Plant Part) : 과일껍질(peel of fruit)

노트(Note) : Top

추출법(Extraction) : 압착(Expression)

화학성분(Chemical constituents) :

Limonene (90 per cent) myrcene 1.97% alpa-pinene 0.59% **(Monoterpenes)** geraniol, linalool, paradisiol (Monoterpenols) neral, sinensal, citral, citronellal (Aldehydes) bergapten, limettin (Furocoumarins) geranyl acetate (Ester)

역사 및 유래

우리말로 '자몽'으로 원산지는 아시아이다. 영국의 세독 선장이 이 과일을 서인도제도에서 가져와 소개한데 연유하여 이 과일은 '세독 과일'이라는 이름으로 알려졌다.

의료용으로 쓰였다는 기록은 없으나, 항균 작용과 뇌와 감정에 영향을 준다.

주요특성

심리적 감정 고양, 중추신경 균형, 담즙 분비, 이뇨작용

테라피 용도

신경계

우울, 소진, 스트레스

순환

비만, 림프 순환 촉진, 수분정체, 근육피로

피부

여드름, 정체된 지성피부, 모발 성장 촉진, 피부조직 토닝

정신적 감정

긍정적(Optimism), 스스로에 대한 실망감을 가볍게 함, 변덕스런 기분, 자책감과 짜증해소

주의

약간의 감광성, 산화 빠르므로 단기간 사용

블렌딩

바질, 버가모스 펜넬, 쥬니퍼, 제라늄, 사이프러스, 라벤더, 오렌지, 팔마로사, 로즈우드, 로즈마리, 일랑일랑

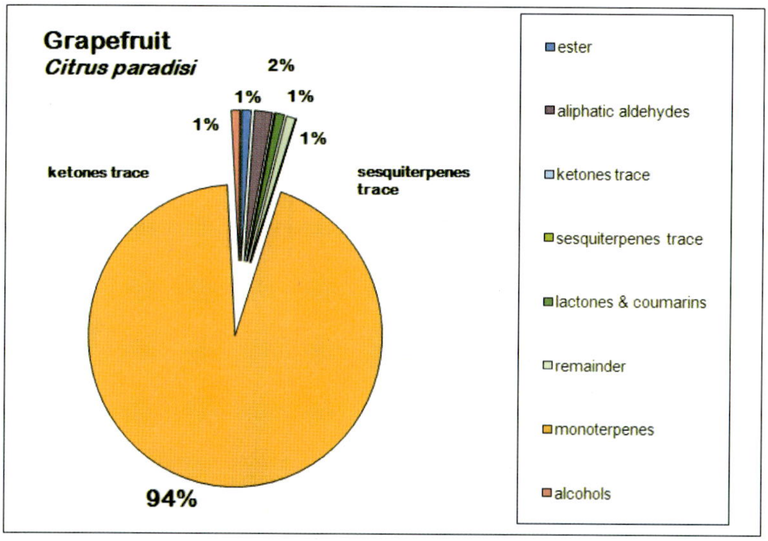

ester	1%
aliphatic aldehydes	2%
ketones trace	
sesquiterpenes trace	
lactones & coumarin	1%
remainder	1%
oxides	
acids	
aromatic aldehydes	
monoterpenes	
alcohols	1%
phenols & phenolic ethers	

쟈스민 Jasmine

학명(Latin name) : *Jasminum officinalis*

과(Family) : Olacaceae

추출부위(Plant Part) : 꽃(Flowers)

노트(Note) : Middle to Base

추출법(Extraction) : 솔벤트추출(Solvent Extraction)

화학성분(Chemical constituents) :

benzyl acetate, linalyl acetate, benzyl benzoate, methyl jasmonate, methyl anthranilate 54% **esters**; linalool, nerol, geraniol, benzyl alcohol, farnesol, terpineol, phytols 24%; alcohols eugenol 2.7% (phenols); jasmone,2.7% ketones; acids, aldehydes and other

역사 및 유래

'꽃 중의 왕'이라 불리는 쟈스민은 사랑을 만들어주는 허브로 사용되어 왔다.
쟈스민은 햇볕이 사라지고 땅거미가 어수룩해질 무렵에야 비로소 그 황홀한 향을 자아내는 꽃으로 유명하다. 이는 밤에 꽃의 내부화학 성분에 실제적인 변화가 오기 때문이다.

주요특성

자궁강화, 자신감 강화, 피부보습, 탄력, 최음

테라피 용도

신경계

강력한 항우울제, 감정적 딜레마, 신경불안, 우울함, 산후 우울증

생식계

출산 시 사용, 통증경감, 자궁경직 완화, 모유촉진, 자궁이상, 질감염, 적은정자수

피부

건성피부, 노화피부, 민감피부, 주름, 탄력, 튼살

정신적 감정

열정적인 삶(Living in the now with passion). 내면의 욕망, 창조력을 조화롭게. 공포를 없애고 자신감 강화

주의

임산부 초기는 사용을 주의하고 최면작용이 있으므로 적은 용량으로 사용

블렌딩

버가못, 클라리세이지, 프랑킨센스, 제라늄, 라벤더, 오렌지스윗, 만다린, 네롤리, 팔마로사, 로즈, 로즈우드, 샌달우드, 일랑일랑

쥬니퍼 Juniper

학명(Latin name) : *Juniperus communis*

과(Family) : Cupressaceae

추출부위(Plant Part) : 열매(berry)

노트(Note) : Middle

추출법(Extraction) : 증류(Steam distillation)

화학성분(Chemical constituents) :

Borneol, terpineol (Monoterpenols) *beta*-pinene 7%, cadinene, cedrene, camphene, myrcene 12%, *alpha*-pinene 40%, sabinene 5%, limonene 3% thujene, terpinen-4-ol 6%, **(Monoterpenes)**

역사 및 유래

'노간주 나무' 또는 '두송'이라 불리고, 쥬니퍼는 '작은', 베리는 '열매'를 의미하므로 쥬니퍼베리는 '작은 열매'라는 뜻이다.

15,16C 약초학자들은 흑사병(Pest)에 효과적으로 사용했으며 프랑스 병원에서는 로즈마리와 쥬니퍼를 태워 병동 공기를 정화시켰다.

주요특성

해독, 살균, 이뇨, 신경 강장

테라피 용도

신경계

신경 피로, 불안, 스트레스

순환계

이뇨와 해독, 림프 정체 해소, 통풍, 독소 축적, 비만, 류마티스

비뇨기

방광염, 신우염, 요로의 결석

피부

독소 누적된 피부, 여드름, 습진, 수의용으로도 사용(개의 옴, 고양이 궤양, 벼룩 등 제거)

정신적 감정

준비(Preparation). 활력, 마음의 짐 덜기

목표를 정하고 삶에서 일어날 수 있는 모든 작은 부정적인 일들에 대한 예방

주의

신장에 무리 주의. 임신 중 사용금지

블렌딩

버가모스 사이프러스, 펜넬, 프랑킨센스, 제라늄, 그레이프프룻, 오렌지스윗, 라벤더, 레모글라스, 레몬, 로즈마리, 샌달우드

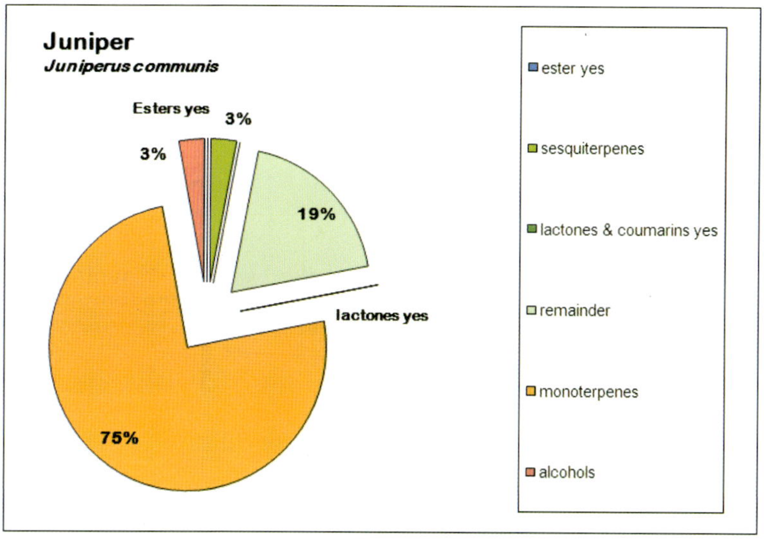

ester yes	
aliphatic aldehydes	
ketones	
sesquiterpenes	3%
lactones & coumarins yes	
remainder	19%
oxides	
acids	
aromatic aldehydes	
monoterpenes	75%
alcohols	3%
phenols & phenolic ethers	

라벤더 Lavender

학명(Latin name) : *Lavendula angustifolia*

과(Family) : Lamiaceae/Labiateae

추출부위(Plant Part) : 꽃(Flowering top)

노트(Note) : Middle

추출법(Extraction) : 증류(Steam distillation)

화학성분(Chemical constituents) :

Beta-caryophyllene, 16% (Sesquiterpenes) Beta-ocimene (Monoterpenes) linalyl acetate 40%, lavandulyl acetate, **(Ester)** linalool 31.5%, terpinen-4-ol 4%, lavandulol (Monoterpenols) 1,8 cineole 0.69% (Oxide) 3-octanone, camphor 0.3% (Ketone)

역사 및 유래

라벤더는 프랑스어로 "씻다"를 의미하는 'Lavare(라바레)'가 어원이며 어린아이부터 노인까지 안심하고 사용할 수 있는 대표적인 릴렉스 향이다.

라벤더는 그 효능이 다양하고 쓰임새가 많아 에센셜 오일의 '약방의 감초', 또는 "만능 에센셜오일"이라고도 불린다.

1920년대 르네가테포세는 라벤더의 상처치유효과를 입증하여 아로마테라피로 정립하였고 산파들은 출산 시 라벤더 오일을 사용하였다.

주요특성

진통, 정화, 항경련, 항균, 방부, 혈압강하

테라피 용도

신경계

불면, 두통, 편두통, 고혈압, 진정, 스트레스 완화, 긴장감 완화

피부

화상, 상처, 습진, 여드름, 벌레물림, 타박상, 알러지, 종기, 건선, 백선, 민감피부

근육

류마티스, 염좌, 경직된 근육 이완

정신적 감정

양육(Nurturing). 고요함과 평정. 고착된 심적 스트레스. 심장의 기를 진정

정신적, 신체적, 심리적 스트레스 고조

주의

무독, 무자극

블렌딩

버가못, 캐모마일 로먼, 클라리세이지, 제라늄, 쟈스민, 만다린, 레몬, 오렌지, 패촐리, 파인, 타임, 로즈마리, 로즈우드, 일랑일랑 등 모든 오일과 잘 어울림

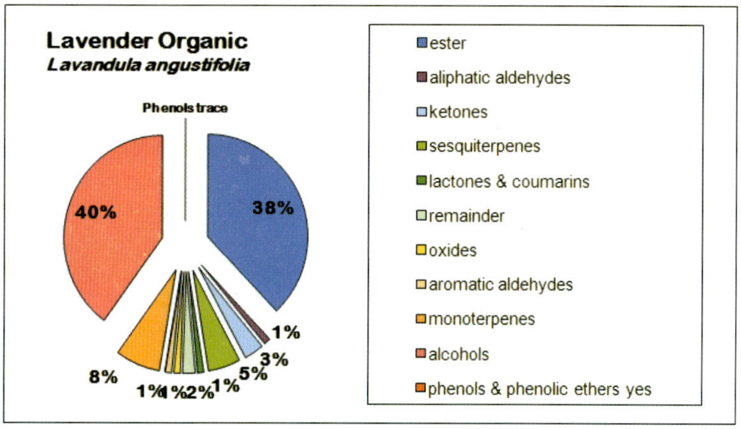

ester	36%
aliphaticaldehydes	1%
ketones	3%
sesquiterpenes	5%
lactones&coumarins	1%
remainder	2%
oxides	1%
aromatic aldehydes	1%
aromatic aldehydes	
monoterpenes	7%
alcohols	38%
phenols & phenolic ethers yes	

라반딘 Lavandin

Lavandula x intermedia

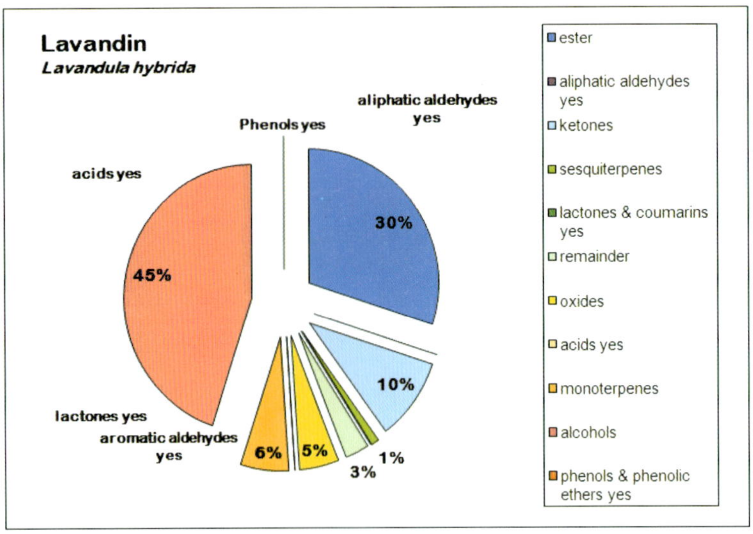

ester	30%
aliphatic aldehydes yes	
ketones	10%
sesquiterpenes	1%
lactones&coumarinsyes	
remainder	3%
oxides	5%
acids yes	
aromatic aldehydes yes	
monoterpenes	6%
alcohols	45%
phenols & phenolic ethers yes	

레몬글라스 Lemongrass

학명(Latin name) : *Cymbopogon citratus*

과(Family) : Gramineae

추출부위(Plant Part) : 풀잎(The grass leaf)

노트(Note) : Top

추출법(Extraction) : 증류(Steam distillation)

화학성분(Chemical constituents) :

Citral (85%) Citronellal **(Aldehydes)** myrcene (12-25%) dipentene, limonene, myrcene (Terpene) geraniol, methyl eugenol, borneol, (Alcohols)methyl heptenone (Ketone)

역사 및 유래

'레몬향기가 나는 풀'로 불리며 속명의 'Cymbopogon'은 그리스어의 'cymbos'즉 '속이 비어있다'는 말과 'pogon' 즉 수염이라는 말의 합성어로 줄기는 속이 비어있고 잎은 수염처럼 가늘고 길기 때문에 붙여진 이름이다. 인도에서는 전통적으로 열을 내리고 감염된 병을 치료하는 데 사용해 왔다.

주요특성

활기, 자극, 상쾌, 살진균, 살충

테라피 용도

신경계

정신적 고양, 신경피로, 신경강장

근육

근육통, 순환장애, 처진 근조직

소화계

소화불량, 위염, 대장염, 구토

피부

스킨토닉, 수렴, 여드름, 무좀, 마른버짐, 과도한 발한

정신적 감정

확장(Expansion). 성실하고 책임감 강하지만 욕구불만, 감정기복 심함. 새로운 활력

주의

피부가 예민하게 반응하므로 소량을 사용

블렌딩

바질, 버가못, 시더우드, 제라늄, 라벤더, 레몬, 니아울리, 팔마로사, 로즈마리, 티트리

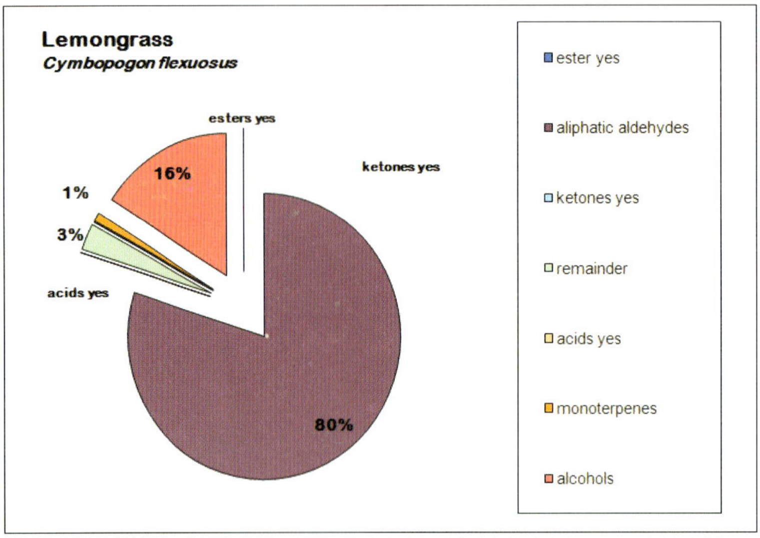

ester yes	
aliphaticaldehydes	80%
ketones yes	
sesquiterpenes	
lactones&coumarins	
remainder	3%
oxides	
acids yes	
aromatic aldehydes	
monoterpenes	1%
alcohols	16%
phenols&phenolicethers	

마조람 Marjoram

학명(Latin name) : *Origanum marjorana*

과(Family) : Labiatae/Lamiaceae

추출부위(Plant Part) : 꽃줄기(The Flowering stems)

노트(Note) : Middle

추출법(Extraction) : Steam distillation

화학성분(Chemical constituents) :

Sabinene 2-10%, myrcene 1-9%, cymene 1-6%, terpinolene 1-7%, pinene 1-5%, ocimene 6.4%, cadinene 4.2%, careen 6.2%, a-terpinene 6-8%, y-terpinene 14-20%, phellandrene, limonene. **(Monoterpenes)** caryophyllene 2-4.6%, humulene 0.1% (Sesquiterpenes) terpinen-1-ol-4 14-20%, thujanol-4 4-13%, linalool, 2-9.5%, a-terpineol 7-27%, **(Monoterpenols)** geranyl acetate 1-8%, linlyl acetate 0.1%, terpenyl acetate 0-3% (Esters) Citral 5.4% (Aldehydes)

역사 및 유래

속명 오리가눔은 그리스어로 '산들의 기쁨'이라는 의미로 행복의 상징이고, 종명 마조라나는 '보다 큰'이라는 의미로서 생명연장의 뜻을 포함하고 있다. 고대 그리스인들은 마조람을 소화제와 해독제로 널리 사용했다.

주요특성

신경계, 근육계, 내장기관의 이완 및 워밍작용, 과잉 행동

테라피 용도

신경계

두통, 불면, 편두통, 정신적 긴장, 스트레스, 중독, 강박관념

소화계

소화불량, 복통, 헛배부름, 변비, 메스꺼움

근육

염좌, 과로로 인한 근육경직, 경련, 뻣뻣한 관절

정신적 감정

불안증(Anxiety). 위안, 만족, 연민. 과도한 생각을 고요하게. 스스로 해결해야 한다고 생각

주의

과다 사용 시 감정, 신체리듬 저하. 장시간 사용 시 졸음

블렌딩

버가못, 시더우드, 캐모마일, 사이프러스, 라벤더, 만다린, 오렌지, 로즈마리, 로즈우드, 일랑일랑

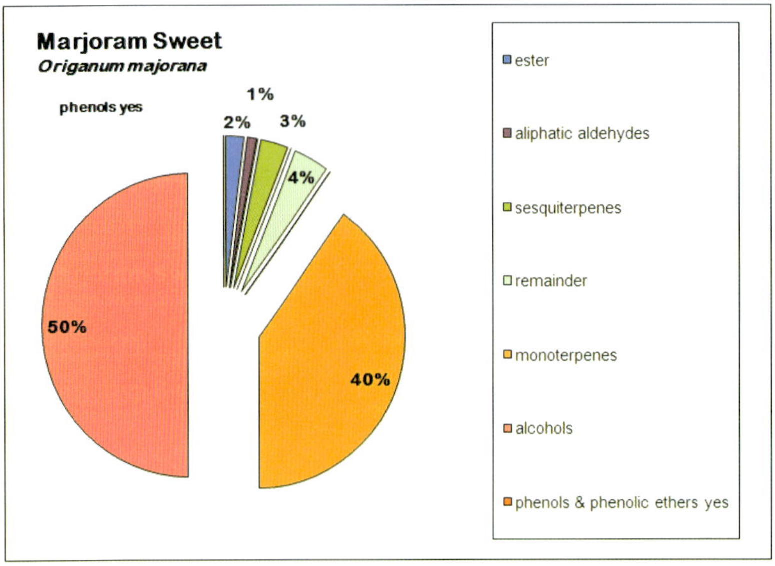

ester	2%
aliphaticaldehydes	1%
ketones	
sesquiterpenes	3%
lactones&coumarins	
remainder	4%
oxides	
acids	
aromatic aldehydes	
monoterpenes	40%
alcohols	50%
phenols & phenolic ethers yes	

멀 Myrrh

학명(Latin name) : *Commiphora myrrha*
과(Family) : Burseraceae
추출부위(Plant Part) : 수지(gum resin)
노트(Note) : Base
추출법(Extraction) : 증류(Steam distillation)
화학성분(Chemical constituents) :
Myrrholic ester (Ester) butanal, cinnamaldehyde, (Aldehyde) methyl isobutyl ketone, curzerenone (Ketone) elemene, copaene, curzerene, lindestrene, limonene, dipentene, pinene (Terpene) myrrholic acid (Acid) eugenol (Phenol) myrrh alcohols **(Alcohol)** heerabolene **(Sesquiterpenes)**

역사 및 유래

고대 이집트인들은 멀을 매일 정오에 태양 숭배의식으로 피우기도 하고, 미이라를 만드는 방부제로 사용하였다. 또한, 파피루스, 성경이나 코란에도 멀은 명상이나 의식에 다수 사용됨이 확인되었다.

주요특성

진정&자극, 폐정화, 항균, 방부, 정화, 고양

테라피 용도

피부
트거나 갈라진 피부, 습진, 백선, 주름, 노화피부 탄력
호흡계
천식, 기관지염, 카타르, 인후염, 폐질환
소화계
소화불량, 식욕부진, 설사, 칸디다, 헛배부름
생식계
질감염, 자궁출혈

정신적 감정

창조적 자극, 영감(Inspiraation) 현실로 정리. 평온한 고독

새로운 계획을 세울 때 가장 기본적인 것 부터시작 할 수 있게 도와줌

주의

임신 중 사용 금지

블렌딩

프랑킨센스, 라벤더, 팔마로사, 패촐리, 로즈, 로즈우드, 샌달우드, 티트리

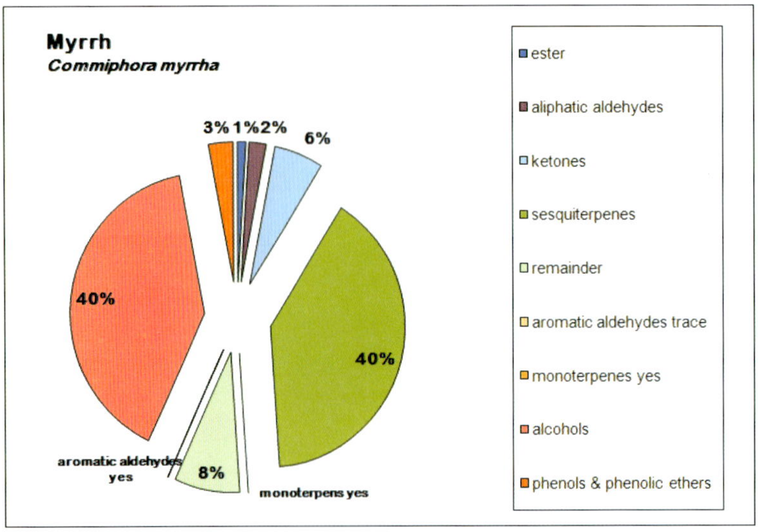

ester	1%
aliphaticaldehydes	2%
ketones	6%
sesquiterpenes	40%
lactones&coumarins	
remainder	8%
oxides	
aromatic aldehydes trace	
aromatic aldehydes	
monoterpenes yes	
alcohols	40%
phenols&phenolicethers	3%

오렌지스윗 Orange sweet

학명(Latin name) : *Citrus sinensis*

과(Family) : Rutaceae

추출부위(Plant Part) : 과일껍질(peel of fruit)

노트(Note) : Top

추출법(Extraction) : 압착(Express)

화학성분(Chemical constituents) :

Limonene 98%, myrcene, terpinolene, pinene, camphene **(Monoterpenes)** caryophyllene, copaene, farnesene, humulene (Sesquiterpenes) citronellol, terpineol, nerol, linalool (Monoterpenols 0.3-0.5%) geranial, neral, undecanal, sinensal (Aldehydes 0.9-3%) linalyl acetate 1%, geranyl acetate, neryl acetate, citronellyl acetate (Esters) osthol, auraptenol, bergapten Coumarins (〈1%)

역사 및 유래

오렌지란 이름은 열매를 의미하는 naranj라는 산스크리트어에서 유래되었고, 오렌지의 치료효능은 고대 중국에서 발견되어 덜 익은 비터오렌지 껍질은 소화를 돕고 경련을 완화하는 데 오랫동안 쓰였다.

주요특성

해열, 소화 장애, 경직된 증사 완화

테라피 용도

소화계

소화계안정, 변비, 장의 연동 운동 정상화

신경계

신경긴장, 스트레스 관련

순환

수분정체, 림프순환 촉진

소아

어린이들의 신경계 조절, 기분상승, 소화계 증상에 사용

정신적 감정

심각함(Seriousness), 평안함, 적응, 낙관, 삶의 즐거움, 쾌활하고 긍정적

주의

감광성 주의

블렌딩

버가못, 시나몬, 클라리세이지, 클로브, 사이프러스, 프랑킨센스, 제라늄, 쟈스민, 쥬니퍼, 라벤더, 네롤리, 로즈, 로즈우드, 샌달우드, 일랑일랑

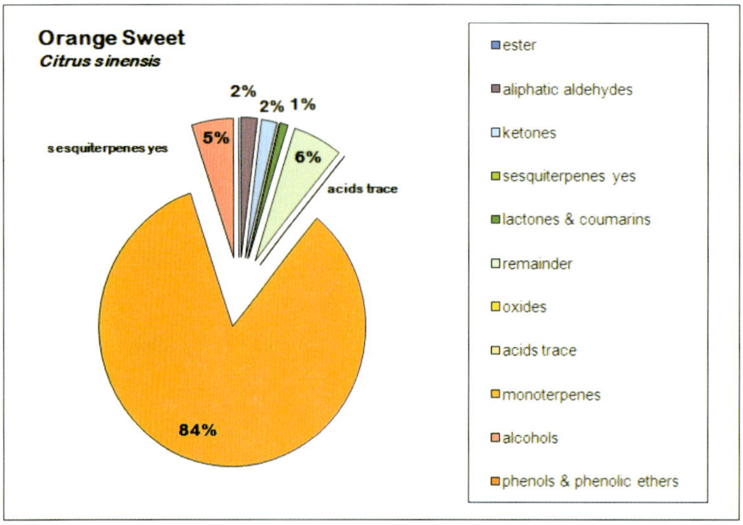

ester	
aliphaticaldehydes	2%
ketones	2%
sesquiterpenes yes	
lactones&coumarins	1%
remainder	6%
oxides	
acids trace	
aromatic aldehydes	
monoterpenes	85%
alcohols	5%
phenols&phenolic ethers	

팔마로사 Palmarosa

학명(Latin name) : *Cymbopogon martinii*
과(Family) : Gramineae
추출부위(Plant Part) : 잎(Leaves)
노트(Note) : Middle
추출법(Extraction) : 증류(Steam distillation)
화학성분(Chemical constituents) :
Geranyl acetate, geranyl hexanoate (Ester) citral, citronellal (Aldehyde) methyl heptenone (Ketone) caryophyllene, dipentene, limonene (Terpene) geraniol, linalol, nerol **(Alcohols)**

역사 및 유래

'인디언 제라늄' 또는 '터키제라늄' '로사(Rosha)'라는 이름으로 알려져 있다.
인도 전통적인 의학에서 사용 되었으며 특히, 열을 내리거나 소화기계, 통증에 효능을 보였다.

주요특성

상쾌한 향으로 정신적 스트레스 기분전환과, 신경성으로 인한 소화기계의 자극, 이완을 도와준다.
항감염제로서 바이러스균에 의한 염증에 효과적

테라피 용도

소화계
소화계의 토닉, 식욕 감퇴. 소화기 계통에 강장제, 장염
피부
스킨케어에 광범위하게 사용, 피지분비 조절, 세포재생, 피부의 수분밸런스를 회복
Nervous
이완과 함께 고양 시키는 효과. 심장과 신경계 이완

정신적 감정

순응함(Adaptability). 일어나는 변화에 순응력과 안정감을 증진

안전 & 유연 & 적응

감정클린징 오일

주의

geraniol 성분이 많아 장기사용 주의

블렌딩

일랑일랑, 제라늄, 로즈, 로즈우드, 샌달우드, 시더우드, 라벤더, 시트러스 오일들

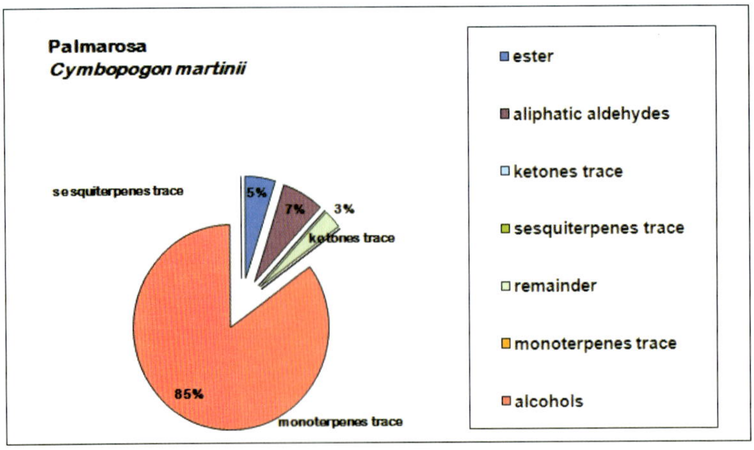

ester	5%
aliphaticaldehydes	7%
ketones trace	
sesquiterpenes trace	
lactones&coumarins	
remainder	3%
oxides	
acids	
aromatic aldehydes	
monoterpenes trace	
alcohols	85%
phenols&phenolicethers	

패촐리 Patchouli

학명(Latin name) : *Pogostemon patchouli*

과(Family) : Lamiaceae/Labiateae

추출부위(Plant Part) : 잎(leaves)

노트(Note) : Base

추출법(Extraction) : 증류(Steam distillation)

화학성분(Chemical constituents) :

guaiol, bulnesol, patchoul alcohol 25~50% alcohols; α-guaiene, patchoulenes, α-bulnesene, seyschellenes, cadinene, caryophyllene, aromadendrene 50% **sesquiterpenes**; guaiene oxide, bulnesene oxide, caryophyllene oxide 6% oxides; patchoulenone, isopatchoulenone 2% ketones; as α-pinene, β-pinene, limonene 1% monoterpene; remainder 8%.

역사 및 유래

파촐리란 이름은 인도에서 유래되었으며 동양에서는 질병의 확산을 막는 예방제로 사용하였고 벌레나 뱀에 물렸을 때 해독제로 사용하기도 했다.

1826년경 인도에서 들어온 캐시미어 숄에서 풍겨나는 패촐리 향의 독특함으로 유럽에서 모방제품에 사용되었고 천연고착제 역할로 향수 업계 중요한 역할을 하였다.

주요특성

신경 강장, 미음을 달래주고 충족, 최음, 수렴

테라피 용도

피부

트고, 갈라진 피부, 피부염, 비듬, 모발보호, 열린모공, 상처, 주름

신경계

불감증, 신경피로, 진정

순환

치질, 정맥류, 수렴성으로 혈관 강화, 셀룰라이트

정신적 감정

통합(Unity). 한 쪽으로만 집중되어 있는 것을 일깨움. 현실자각. 여러 가지 감각, 기능 강화로 조율

주의

무 자극이나 과도하게 사용하면 신경계 발작 유발

블렌딩

버가못, 클라리세이지, 프랑킨센스, 제라늄, 진저, 레몬글라스, 멀, 네롤리, 로즈, 샌달우드, 일랑일랑

페퍼민트 Peppermint

학명(Latin name) : *Mentha piperita*

과(Family) : Lamiaceae/Labiateae

추출부위(Plant Part) : Flowering stems

노트(Note) : Top

추출법(Extraction) : Steam distillation

화학성분(Chemical constituents) :

Menthol (70-90%) **(Alcohol)** menthyl acetate (Ester) menthone (15-30%), pulegone, thujone (Ketone) caryophyllene, limonene, pinene, phellandrene (Terpene)

역사 및 유래

페퍼민트는 우리에게 "박하" 라는 이름으로 더 잘 알려져 있다.
속명은 '멘타'인데 멘타는 로마 신화에서 비롯된 이름으로 지하의신 '플루토'는 아름다운 요정 '멘타'를 사랑했는데, 그의 아내인 '페르세포네'가 그 사실을 알고 질투심에 '멘타'를 잔인하게 땅에 밟아 죽인다. 그 후 '플루토'가 애절하게 '멘타'를 그리워하여 한그루의 약초로 변신시켰다는데서 '멘타'라는 이름이 유래되었다고 전해진다.

주요특성

자극, 활력, 강장, 상쾌함, 통증 완화

테라피 용도

소화계

소화불량, 헛배부름, 구토, 경련, 멀미

호흡계

기침, 감기, 코막힘, 해열, 기관비염, 부비강염, 천식

신경계

편두통, 두통, 정신적 피로, 긴장, 우울

정신적 감정

목적(Purpose). 세심함, 통찰력, 정확한 판단을 도와줌, 감정적이고 우유부단함을 열중과 집중력 고양

주의

무독, 멘톨 성분의 자극 주의. 간질환자 어린아이 사용주의

블렌딩

바질, 버가못, 시더우드, 사이프러스, 유칼립투스, 레몬, 만다린, 니아울리, 마조람, 파인, 로즈마리, 타임

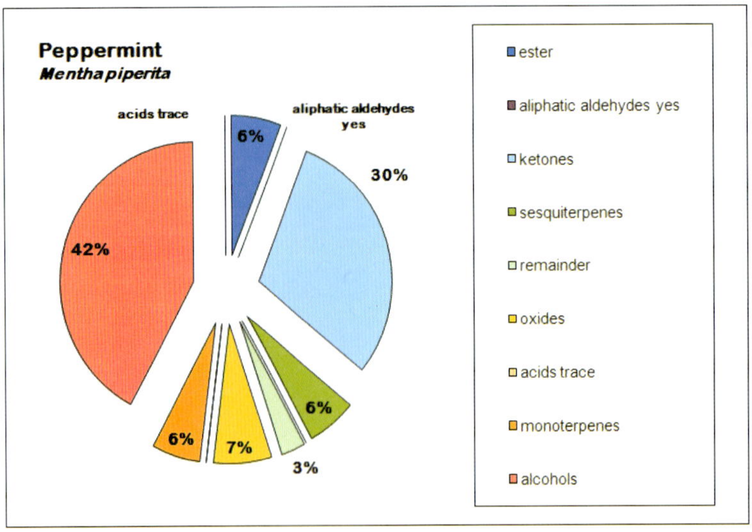

ester	6%
aliphatic aldehydes yes	
ketones	30%
sesquiterpenes	6%
lactones&coumarins	
remainder	3%
oxides	7%
acids trace	
aromatic aldehydes	
monoterpenes	6%
alcohols	42%
phenols&phenolic ethers	

페티그레인 Petitgrain

학명(Latin name) : *Citrus aurantium var. amara*
과(Family) : Rutaceae
추출부위(Plant Part) : 잎(Leaves)
노트(Note) : Top
추출법(Extraction) : 증류(Steam distillation)
화학성분(Chemical constituents) :
Geranyl acetate, geranyl hexanoate **(Ester)** citral, citronellal (Aldehyde) methyl heptenone (Ketone) caryophyllene, dipentene, limonene (Terpene) geraniol, linalol, nerol **(Alcohols)**

역사 및 유래

페티그레인이란 단어는 '작은 씨앗(little seed)'을 뜻하는 프랑스어에서 유래되었다.
증류 추출시 가장 중요한 점은 페티그레인의 가장 중요한 구성 성분인 리나릴 아세테이트의 가수분해를 막기 위해, 재료인 잎을 습식 증류로 빠르게 증류해야 한다는 점이다.

주요특성

상쾌하고 주위력을 상승시키는 오일
기분전환과, 어린이 정서적 안정으로 소화기계 조절을 도와줌

테라피 용도

신경계
불안감, 우울감, 긴장감, 불면증 등, 네롤리와 유사한 우울증 치료 효과, 어린이 소화기능과 성장발달에 도움
소화계
소화 촉진, 항경련, 헛배부름, 소화불량
피부
피부 토닝 효과(피부혈색관리), 여드름, 피지선의 지나친 활동 감소, 다한증, 지성모잘

정신적 감정

의식적 마인드(conscious mind)

정신적 생각과 지식을 행동으로 옮기는 데 도움

주의

무독, 무자극

블렌딩

시트러스 계열 오일들, 레몬글라스, 마조람, 팔마로사, 라벤더, 로즈마리, 페퍼민트, 바질

파인 Pine

학명(Latin name) : *Pinus sylvestris*

과(Family) : Pinaceae

추출부위(Plant Part) : 잎(Needles)

노트(Note) : Middle

추출법(Extraction) : 증류(Steam distillation)

화학성분(Chemical constituents) :

Bornyl acetate, terpinyl acetate (Ester) citronellal, citral (Aldehyde) cryptone (Ketones) pinene, limonene, carene, myrcene, sabinene cadinene, copaene (50-90%)**(Terpene)** borneol, terpinen-4-ol, (Alcohol)

역사 및 유래

파인은 그리스 시대에서부터 지금 현재에까지 많은 치료요법으로 사용되었다. 미국, 유럽에서는 소나무 잎, 껍질에서 스며 나오는 수지를 부어오르거나 긴장된 근육 완화제에 사용하였고, 아비세나에 의해 폐렴에 효과적임을 증명하였다.

주요특성

강력한 폐 강화. 신체의 강장. 강력한 살균, 소독제

테라피 용도

호흡계

폐와 기관지 질환에 도움, 감기, 기침, 독감, 강력한 살균 소독제. 카타르, 인후염

비뇨기

비뇨기계 감염, 방광염

근육

통증, 류마티스, 근육통, 신경통, 부어오름, 발적, 통풍

정신적 감정

자기자신 가치(self worth), 자존감 상승, 확고한 자기 정체성, 활기찬 지기 이미지

이성적으로 생각하게 도와줌

주의

반드시 저 농도로 사용, 민감한 피부, 알러지성 피부 사용 금지

블렌딩

시더우드, 시나몬, 클로브, 사이프러스, 유칼립투스, 라벤더, 마조람스윗, 니아울리, 페퍼민트, 로즈마리, 타임

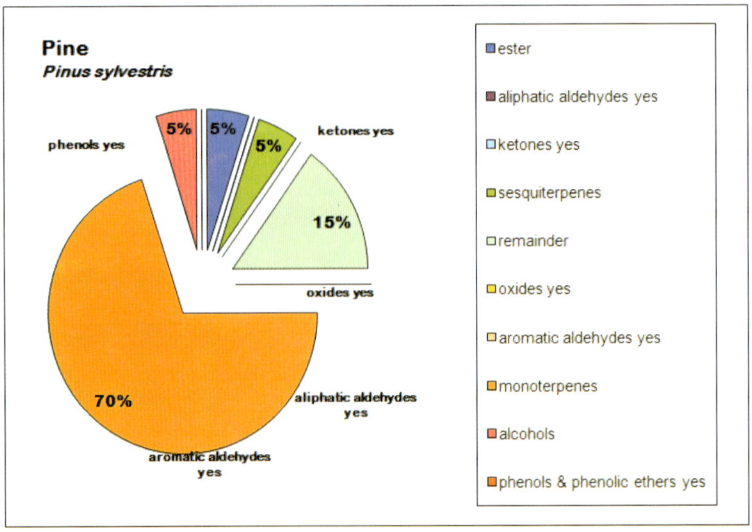

ester	5%
aliphatic aldehydes yes	
ketones yes	
sesquiterpenes	5%
lactones&coumarins	
remainder	15%
oxides yes	
aromatic aldehydes yes	
aromatic aldehydes	
monoterpenes	70%
alcohols	5%
phenols & phenolic ethers yes	

로즈 Rose

학명(Latin name) : *Rosa damascena*(Rose Otto)
Rosa centifolia(Rose Absolute)

과(Family) : Rosaceae

추출부위(Plant Part) : 꽃(Flowers)

노트(Note) : Middle to Base

추출법(Extraction) : 증류(Steam distillation)

화학성분(Chemical constituents) : *Rosa damascena*

Steroptene 16-22%, pinene, terpinene, limonene, myrcene, ocimene, cymene, camphene (Monoterpenes) caryophyllene 0.3%, octadecane, nonadecane 2-15% (Sesquiterpenes) geraniol 15-22%, citronellol 22-60%, nerol 8%, linalool, borneol, terpineol **(Monoterpenols)** farnesol 0.2-2% (Sesquiterpenols) phenyl ethyl alcohol 0.9-3% (Aromatic alcohols) neral 0.5% (Aldehydes) citronellyl acetate, geranyl and neryl acetate (Esters 2-6%) methyl eugenol 1.4% (Phenolic ethers) rose oxide 0.3% (Oxides)

역사 및 유래

장미는 미의 여신의 상징이며, 아름다움, 사랑, 젊음, 완전함, 영원불멸의 상징이기도 하다. 사랑과 예술, 모든 미의 창조를 맡고 있는 '꽃의 여왕'으로 알려져 있다.
깊고 우아한 장미향은 감정에 깊은 영향을 미쳐 현대인의 스트레스를 장미 꽃잎처럼 감싸 안아, 마음 속 깊은 곳으로부터 감정을 진정시켜주며 마음을 열어주는 역할을 한다.

주요특성

최음, 진정, 위안, 항우울, 마음 조절

테라피 용도

생식계

경련, 생리 장애, 자궁출혈, 불임, 과도한 생리출혈 등 자궁관련 질환

신경계

우울증, 무기력, 불면, 사별 후 깊은 슬픔, 여성의 불감, 남성의 발기부전. 산후 우울증

피부

모세혈관, 건성 피부, 노화 피부, 민감성 피부

정신적 감정

사랑(Love), 신뢰, 자기수용, 차가와진 감정을 부드럽게

주의

임산부 초기 사용 자제 및 주의

블렌딩

버가못, 캐모마일 로만, 클라리 세이지, 프랑킨센스, 제라늄, 쟈스민, 라벤더, 멜리사, 네롤리, 패촐리, 팔마로사, 로즈우드, 샌달우드, 일랑일랑

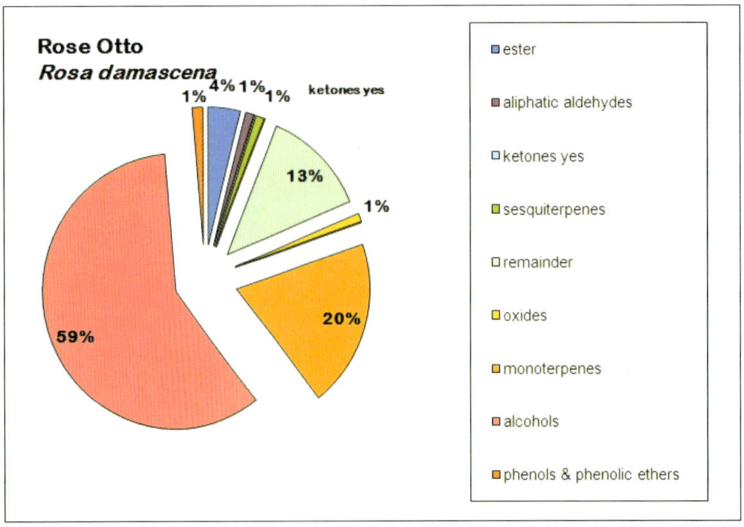

ester	4%
aliphaticaldehydes	1%
ketones yes	
sesquiterpenes	1%
lactones&coumarins	
remainder	13%
oxides	1%
acids	
aromatic aldehydes	
monoterpenes	20%
alcohols	60%
phenols&phenolicethers	1%

로즈마리 Rosemary

학명(Latin name) : *Rosemarinus officinalis*

과(Family) : Lamiaceae/Labiateae

추출부위(Plant Part) : 꽃부위선단, 잎(Flowering tops, Leaves)

노트(Note) : Middle

추출법(Extraction) : 증류(Steam distillation)

화학성분(Chemical constituents) :

Bornyl acetate (Ester) camphor (Tunisian 10-13% - Spanish 13-20%), carvone, thujone, (Ketone) caryophyllene, *alpha*-pinene (Tunisian 10-12% - Spanish 19-27%), camphene, limonene, cymene **(Monoterpenes)** 1,8 cineole (Tunisian 40-44% - Spanish 17-25%)**(Oxide)** terpineol, borneol, terpinen-4-ol (Monoterpenol)

역사 및 유래

학명에 있는 로즈마리누스(Rosmarinus)는 '바다의 이슬' 또는 '바다의 장미(Rose of the sea)'이라는 의미의 라틴어에서 유래되었다.

로즈마리가 지중해 지역의 바닷가 벼랑에서강하고 깨끗하며 상쾌한 약초 향기를 풍기며 야생으로 자라는 모습과 물을 좋아하는 성질 때문에 붙여진 이름이며 역사적으로 약초로 쓰여 왔던 역사 깊은 식물이다.

주요특성

활력, 자극촉진, 신경 강장, 정화, 원기회복, 상쾌

Chemotype

1) Rosemary CT camphor / Borneone(spanish): **자극(림프계 자극), 토닉, 근육통**

2) Rosemary CT cineol(Tunisian): **호흡계**

3) Rosemary CT Verbenone(French): **skin cars**

테라피 용도

신경계

신경쇠약, 심장의 뛰어난 토닉 효과, 신경계 자극, 피로, 심계항진, 저혈압순환촉진,

활력, 집중력 강화

순환계

간, 쓸개의 토닉, 순화저해로 인한 근육경직, 통증

피부

여드름, 지성 피부, 비듬, 지성두피, 모발관리에 사용

정신적 감정

창조(Creativity), 자기정체성, 명확한 사고와 연관, 자기 확신감 상승

주의

임산부, 간질 또는 열병이 있는 경우 내복 금지

블렌딩

바질, 버가못, 시더우드, 프랑킨센스, 제라늄, 진저, 그레이프 프룻, 라벤더, 레몬글라스, 레몬, 오렌지 스윗, 페퍼민트, 티트리, 타임, 만다린

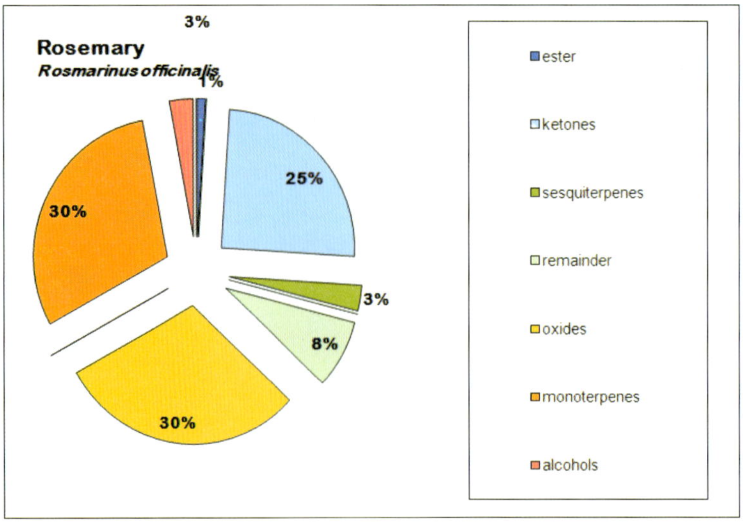

ester	1%
aliphaticaldehydes	
ketones	25%
sesquiterpenes	3%
lactones&coumarins	
remainder	8%
oxides	30%
acids	
aromatic aldehydes	
monoterpenes	30%
alcohols	3%
phenols&phenolic ethers	

샌달우드 Sandalwood

학명(Latin name) : *Santalum album*

과(Family) : Santalaceae

추출부위(Plant Part) : 나무심재(Heartwood)

노트(Note) : Base

추출법(Extraction) : 증류(Steam distillation)

화학성분(Chemical constituents) :

sanatalols, tricycloekasantalol, borneol 80%;**(alcohols)** santalene, curcumene, farnesene 10%(sesquiterpenes);(monoterpene) traces of limonene; phenols, ketones as santalone; and other components as yet undetected 7.5%.

역사 및 유래

샌달우드는 약 4000년 전부터 사용되고 문화적, 정신적으로 아시아인들의 삶에 큰 영향을 끼친 나무이다.

목재는 가구, 종교적인 물품으로 사용되었으며 특히 인도인들은 샌달우드를 태워 영혼과 신과의 소통으로 종교의식에 사용되었다. 또한, 아율베다에서는 항염, 해열, 항감염 효능으로 피타(pitta, 불)의 상태를 위한 치료법으로 분류하였다.

주요특성

진정, 항우울, 최음, 명상, 따뜻함, 편안함, 신경진정

테라피 용도

신경계

긴장, 불안한 우울증, 임포, 불감증

피부

민감, 아토피 피부, 노화, 건성 피부, 가려움, 피부자극, 습진, 트고 갈라진 피부

호흡계

폐방부제로 밤에 사용, 기침, 급성기관지염에서부터 간지러운 자극까지. 카타르

비뇨기

비뇨생식기에 강한 친화력, 방광염, 요도염

정신적 감정

명상(Contemplation). 내면 정화. 고요, 통일감, 존재감 확인. 과도한 근심 걱정을 내면으로 집중

주의

무독, 무자극

블렌딩

버가못, 사이프러스, 시더우드, 프랑킨센스, 제라늄, 쟈스민, 라벤더, 레몬, 멀, 네롤리, 오렌지 스윗, 팔마로사, 로즈, 베티버, 일랑일랑

티트리 Tea Tree

학명(Latin name) : *Melaleuca alternifolia*

과(Family) : Myrtaceae

추출부위(Plant Part) : 잎, 가지(Leaves and twings)

노트(Note) : Top

추출법(Extraction) : 증류(Steam distillation)

화학성분(Chemical constituents) :

a-pinene 0.8-4%, b-pinene 0.1-1.6%, a-terpinene 4-12% y-terpinene 9-28%, p-cymene 0.4-12%, limonene 0.4-3%, terpinolene 1.6-6%, a-thujene 0.1-2.1%, sabinene 0-3%, myrcene 0.1-1.8%, a-phellandrene 0.1-1.9%, b-phellandrene 0.4-1.6%, terpinolene 3% (Monoterpenes) b-caryophyllene 1%, aromadendrene 0.1-6%, viridiflorene 0.3-6%, cadinene 0.1-7.5%, allo-aromadendrene 0.3%, muurolene, bicyclogermacrene, gurjunene, calemenene (Sesquiterpenes) terpenen-4-ol 28-58%, a-terpineol 1.5-8% **(Monoterpenols)** globulol 0.1-3%, viridiflorol 0.1-1.4%, cubenol (Sesquiterpenols) 1,8 cineole 0.5-18%, 1,4 cineol trace (Oxides)

역사 및 유래

티트리는 호주가 원산지에며 호주 원주민들은 카누, 칼집, 오두막의 지붕 등을 만들거나 잎을 씹어 먹고 싸서 담배로 태우기도 하며 광범위하게 사용했다. 또한, 1923년 호주정부 과학자에 의해 티트리가 석탄산보다 항박테리아 성분이 12배나 강하다는 것을 규명했다.

주요특성

상처, 면역 강화, 강력한 방부효과, 항바이러스

테라피 용도

면역

면역 강화, 감기, 열, 독감, 전염성 질병, 바이러스 전염 증상

피부

여드름, 무좀, 물집, 화상, 동상, 비듬, 헤르페스, 수두발진, 벌레물림, 지성피부, 사마귀, 감염된 상처, 발진

비뇨기

방광염, 가려움증

정신적 감정

이해(understanding), 강함, 확신, 만성적인 무기력감, 정신적인 피로와 신경 쇠약 불필요한 생각과 직감력 개발

주의

민감한 피부에 자극 주의

블렌딩

시나몬, 클로브, 사이프러스, 유칼립투스, 제라늄, 진저, 쥬니퍼, 라벤더, 레몬, 만다린, 페퍼민트, 파인, 로즈마리, 타임

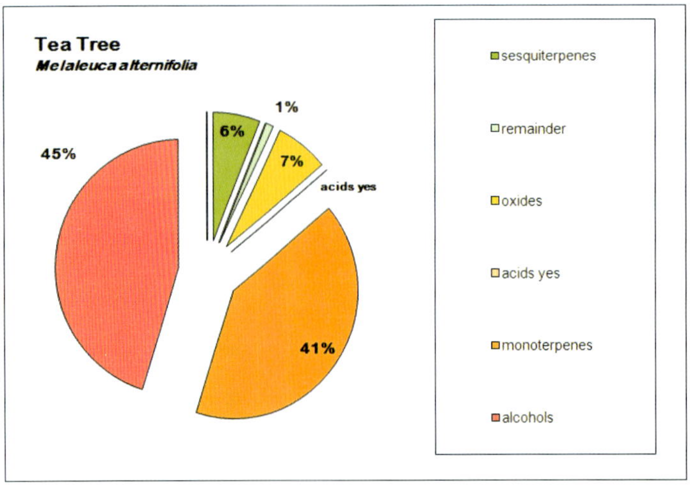

ester	
aliphaticaldehydes	
ketones	
sesquiterpenes	6%
lactones&coumarins	
remainder	1%
oxides	7%
acids yes	
aromatic aldehydes	
monoterpenes	41%
alcohols	45%
phenols&phenolic ethers	

타임 Thyme

학명(Latin name) : *Thymus vulgaris*

과(Family) : Lamiaceae/Labiateae

추출부위(Plant Part) : 꽃, 잎 전체(Flowering parts)

노트(Note) : Top

추출법(Extraction) : 증류(Steam distillation)

화학성분(Chemical constituents) : *Thymus vulgaris ct. thymol*

Linalyl acetate, terpinyl acetate (Ester) camphor, thujone (Ketone) caryophyllene, cymene, terpinene, camphene, terpinolene (Monoterpenes) linalool, terpinen-4-ol (Monoterpenols) thymol 32-63% (thymol c.t.), carvacrol (23-44% (carvacrol c.t.) **(Phenol)**

역사 및 유래

타임은 3,500년 전 고대 수메르인들이 훈증 목적으로 태웠고 이집트인들이 미이라를 만들거나 많은 요리에도 사용되었다. 타임을 태워 공기 중의 전염을 차단하는 데 사용하여 질병의 확산을 방지했다. 타임 길을 지나 백리를 지났는데도 타임 향이 난다 해서 백리향이라고 한다.

주요특성

면역강화, 원기회복, 정신적 자극, 강장

테라피 용도

면역

면역 강화, 감기, 독감, 감염성 질병

호흡계

폐강화, 천식, 부비강염, 편도선염, 후두염

근육

관절염, 통풍, 류마티스, 염좌, 순환장애, 통증

정신적 감정

의지력과 강인함(Will power and strength). 목표의 긍정적인 부분 개발. 용기와 의욕 상승

현실적 상황과 관련

주의

피부 자극이 강하며 고혈압 환자나 임산부는 사용을 금한다.

블렌딩

버가못, 시더우드, 캐모마일, 유칼립투스, 쥬니퍼, 라벤더, 레몬, 니아울리, 만다린, 로즈마리, 티트리

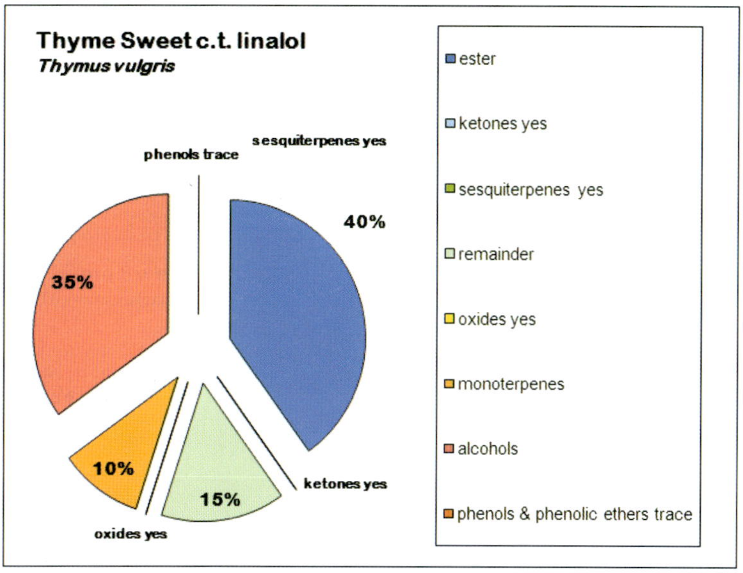

ester	40%
aliphaticaldehydes	
ketones yes	
sesquiterpenes yes	
lactones&coumarins	
remainder	15%
oxides yes	
acids	
aromatic aldehydes	
monoterpenes	10%
alcohols	35%
phenols & phenolic ethers trace	

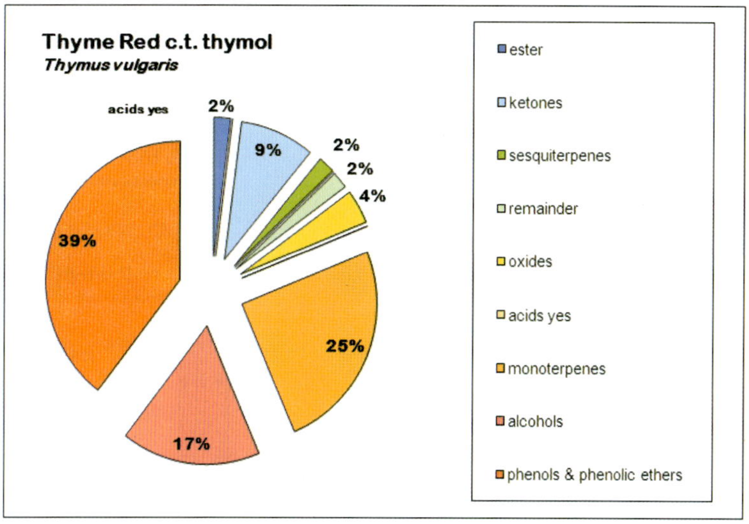

ester	2%
aliphaticaldehydes	
ketones	9%
sesquiterpenes	2%
lactones&coumarins	
remainder	2%
oxides	4%
acids yes	
aromatic aldehydes	
monoterpenes	25%
alcohols	17%
phenols&phenolicethers	40%

베티버 Vetiver

학명(Latin name) : *Vetiveria zizanoides*

과(Family) : Poaceae/Gramineae

추출부위(Plant Part) : Roots

노트(Note) : Base

추출법(Extraction) : Steam distillation

화학성분(Chemical constituents) :

Vetiverol acetate (Ester) vetiverone (Ketone) vetivene, vetivazulene (Terpene) vetivenic acid, benzoic acid, (Acid) vetiverol **(Alcohols)**

역사 및 유래

진정의 작용 뛰어나 '정적의 오일'이라 불리며 전통적으로 베티버는 매트를 짜는데 이용하거나 귀신으로부터 집을 보호해 주는 지붕을 만드는데 사용되었다.

주요특성

평온, 신경 진정, 고양, 신경 강장, 보호

테라피 용도

신경계

전체적인 탈진된 정신적, 신체적 쇠진, 신경 긴장

근육

발적제, 관절염, 류머티즘, 근육통, 근육 경직

피부

피부 재생, 튼살 예방, 건성 피부

정신적 감정

중심이 잡힌(Centered), 자양, 회복, 지나치게 활동적인 정신을 이완시켜 산만함을 육체적으로 연결

주의

무독, 무자극

블렌딩

프랑킨센스, 제라늄, 그레이프프룻, 쟈스민, 레몬, 라벤더, 패촐리, 로즈, 로즈우드, 샌달우드, 일랑일랑

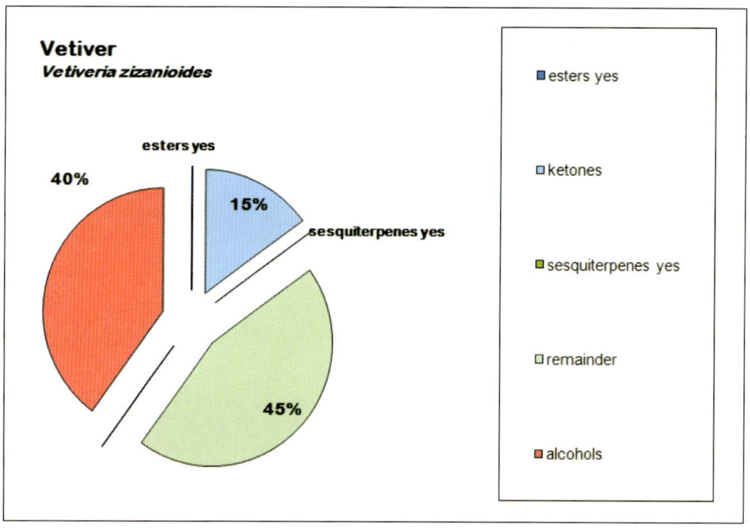

esters yes	
aliphaticaldehydes	
ketones	15%
sesquiterpenes yes	
lactones&coumarins	
remainder	45%
oxides	
acids	
aromatic aldehydes	
monoterpenes	
alcohols	40%
phenols&phenolicethers	

일랑일랑 YlangYlang

학명(Latin name) : *Cananga odorata*

과(Family) : Annonaceae

추출부위(Plant Part) : 꽃(Flowers)

노트(Note) : Base

추출법(Extraction) : 증류(Steam distillation)

화학성분(Chemical constituents) :

Pinene (Monoterpenes) farnesene and cadinene 6.5-17%, caryophyllene 15-22%, germacrene D 15-25%, cadinene 2-4.7% humulene 0.9-2.5% **(Sesquiterpenes)** linalool 11-30%, geraniol, nerol, (Monoterpenols) farnesol (Sesquiterpenols) benzyl alcohol (Aromatic Alcohols) eugenol, iso-eugenol (Phenols) geranyl acetate 5-10%, benzyl acetate 3-8% benzyl benzoate 5-12%, methyl benzoate 1-5%, methyl salicylate 1-10%, methyl anthranilate, cresyl acetate, farnesyl acetate 1-7%, benzyl salicylate (Esters) paracresyl methyl ether 15%, safrole, iso-safrole, methyl eugenol (Phenyl methyl ethers)

역사 및 유래

일랑일랑이라는 말은 '꽃 중의 꽃'이라는 말로 말레이시아어에서 유래했다.
쟈스민과 유사한 향취로 '서민의 쟈스민'이라 불린다.

주요특성

강한 진정, 조절, 행복감, 최음

테라피 용도

신경계

성욕구 촉진, 공황, 불안, 우울, 고혈압. 간질발작 직전 도움, 당뇨병의 보조적인치료제

순환

혈압상승, 심계항진, 두근거림, 과호흡, 부정맥

생식기계

생식 불능, 무력, 불감, 생리장애 ,호르몬 조절, 가슴관리

피부

두피, 모발관리, 민감성피부, 노화피부

정신적 감정

평화(Peasce). 이완. 유혹. 도취감. 마음 속 갈등이 내적으로 조화

주의

고농도로 사용 시 두통, 구토를 유발가능

블렌딩

버가못, 그레이프프룻, 쟈스민, 라벤더, 레몬, 패출리, 로즈, 로즈우드, 샌달우드

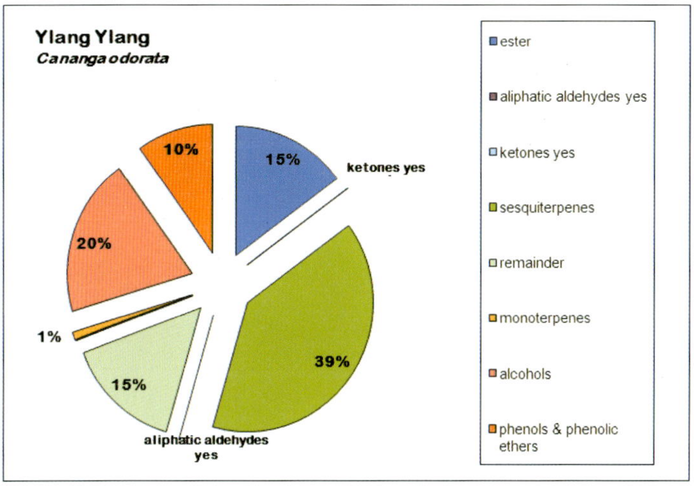

ester	15%
aliphatic aldehydes yes	
ketones yes	
sesquiterpenes	40%
lactones&coumarins	
remainder	15%
oxides	
acids	
aromatic aldehydes	
monoterpenes	1%
alcohols	20%
phenols&phenolicethers	10%

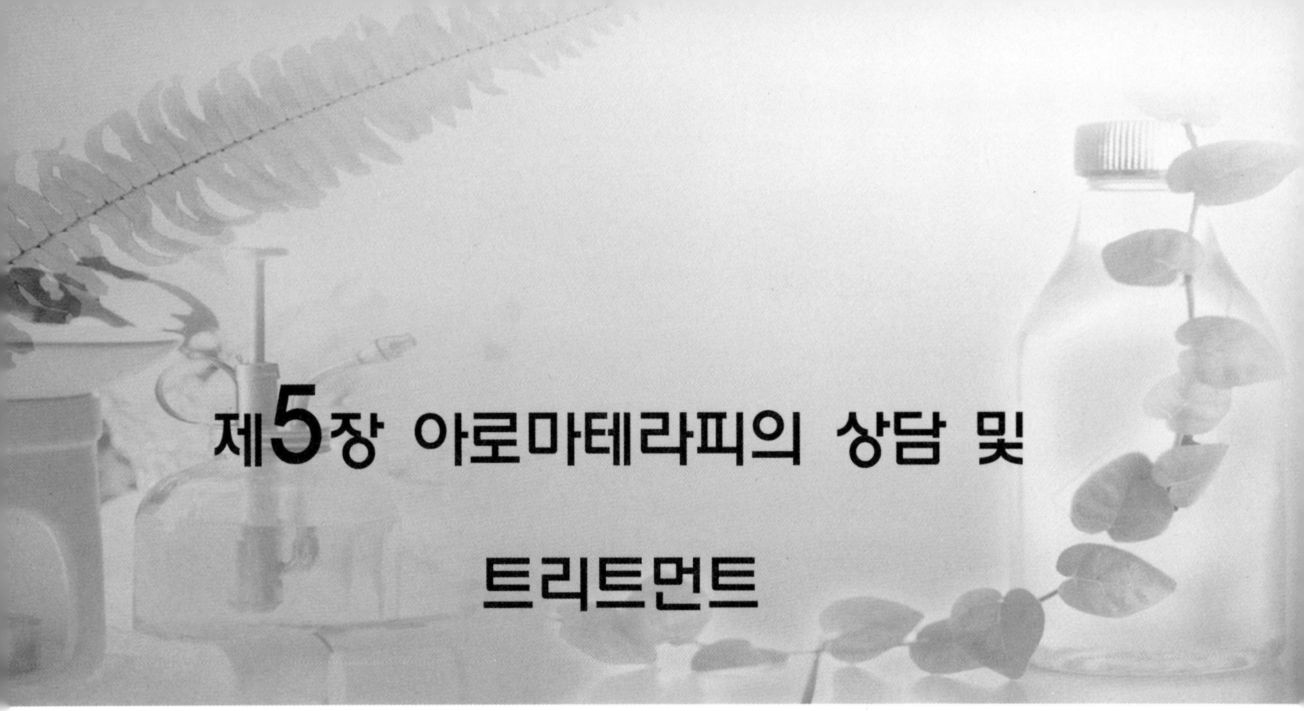

제5장 아로마테라피의 상담 및 트리트먼트

1. 아로마테라피 상담의 필요성

아로마테라피는 상담과 진단을 통하여 개개인에게 적합한 오일을 선택하고 이를 블렌딩하여 적절한 방식으로 적용함으로써 신체적·정신적 부조화와 불균형 등 부조화의 문제를 다루는 관리기법 중의 하나이다. 아로마테라피는 같은 향을 흡입한다고 해도 개개인별로 느낌과 반응은 각각이다. 같은 오일을 흡입한다고 해도 이에 대한 개개인의 반응이 다른 것은 오일이 적용되는 대상인 개개인의 상태가 다양하여 오일에 대한 반응 역시 다르게 나타나기 때문이다. 즉 에센셜 오일과 상호작용을 하고 있다는 것이다.

그러므로 적합한 오일의 선택과 블렌딩, 적용을 위해서는 에센셜 오일에 대한 학습을 바탕으로 개개인의 상태에 대한 상담과 고객 카드작성이 필요하다.

아로마테라피는 에센셜 오일과 몸과 마음이 서로 화학적 상호작용을 하게 되므로 개개인에 대한 상담을 근거로 해서 트리트먼트가 진행 되었을 때 보다 효과적이다.

그러므로 훌륭한 아로마테라피스트는 만일 어떤 사람이 향을 좋아하지 않는다면 같은 치료적인 효과를 가지면서도 좀 더 호소력이 있는 다른 오일을 찾아낼 필요가 있으며 오일의 휘발성, 신체나 정신 상태에 미치는 효과 및 트리트먼트를 받는 사람의 향에 대한 선호도를 고려해 오일을 섞을 것이다.

아로마테라피 상담의 목적

상담은 아로마테라피 관리 중 중요한 부분을 차지한다. 고객의 정확한 상태파악을 통해서 적당한 오일을 선택하고 블렌딩하여 적용할 수 있기 때문이다. 상담은 대략 15분~30분정도 소요된다. 상담의 형식은 주로 고객정보를 기록해 두는 고객 카드의 작성과 고객과의 유대관계 및 신뢰감 형성으로 구성된다.

명백하고 지속적인 기록의 정리는 트리트먼트의 효과를 평가하고 반영하기 위한 것으로 장기적인 트리트먼트의 계획에도 도움을 준다. 또한 사례 연구의 자료로 아로마테라피 연구의 기본 자료로 사용될 수 있다.

- 고객의 증상에 관련된 요소를 파악하고 기록함으로서 고객을 전인적으로 이해하는데 도움을 받기 위함이다.
- 트리트먼트의 효능과 효과를 테라피스트나 설명하는 것을 도와주고 조언을 구하는데 도움을 줌으로써 고객이 상담을 통해 확신을 줄 수 있게 된다.
- 상호 신뢰와 존경에 근거한 파트너십의 조성을 바탕으로 관리의 효과를 높이기 위한 것이다.

2. 아로마테라피 상담 실제

상담의 시작

상담의 시작은 관찰, 구두 질문과 고객과의 대화로 이어지고 이러한 내용들은 고객 상담 기록 카드에 기록이 된다. 이러한 정보들은 테라피스트들이 트리트먼트 전략을 짜고 적합한 에센셜 오일을 선택하여 고객에게 적용하는 방법을 결정짓는데 도움을 준다. 이 또한 고객 카드에 기록하게 된다.

관리 도중에 관찰되는 사항 역시 기록해야 한다. 첫 상담에서 중요한 정보를 알게 되는 경우도 있지만 때로는 고객들이 이러한 정보를 노출시키는 것을 잊어버리기도 하여 처음의 기록에서 중요한 사실을 놓치는 경우도 발생할 수 있다.

고객 상담 진행법

고객의 상담카드의 작성 - 트리트먼트의 계획 - 트리트먼트의 준비 - 트리트먼트의 적용 - 트리트먼트의 마무리로 고객 상담은 진행 된다.

고객 상담 카드

고객 카드에는 모든 아로마테라피 트리트먼트가 기록되어져야 한다. 특히 아로마테라피에서는 고객에게 적합한 블렌딩 된 마사지 오일을 선택해야 하므로 이를 위해서 고객의 취미와 스트레스를 포함한 라이프스타일, 감성적이면서 신체적인 상태에 대해서도 많은 정보를 확인하는 것은 매우 중요하다. 이상적으로는 고객들은 테라피스트의 트리트먼트 계획대로 따라야 하고 테라피스트가 권하는 사후관리에 규칙적으로 참석하는 것이 효과적이라 할 수 있다. 아로마테라피 고객 상담 기록 카드는 다음의 사항을 일반적으로 포함한다.

기록 1. 고객에 대한 정보수집

· 고객의 일반적인 신상
· 의사의 소견이 필요한 사항의 점검
· 고객의 모든 금기사항의 기록
· 고객의 신체적 증상에 대한 정보
 – 근육 · 골격문제 : 등, 통증, 관절 경직, 두통.
 – 소화계의 문제 : 변비, 헛배부름, 간 · 쓸개, 위.
 – 순환문제 : 심장, 혈압, 부종, 다리 피로, 셀룰라이트, 정맥류, 신장, 찬 손 · 발.
 – 산부인과 : 불규칙한 생리주기, 생리통, 폐경기, 호르몬요법, 피임약, 피임기구삽입.
 – 신경계문제 : 편두통, 긴장, 스트레스, 우울증.
 – 면역계의 문제 : 감염이 잘 되는 편인지, 목 아픔, 감기, 가슴(폐, 기관지), 구비강 (코, 귀, 목).
· 고객의 생활스타일에 대한 정보
 – 식사 패턴, 수면 습관, 스트레스 정도, 취미와 여가 생활, 운동의 여부, 수분 섭취량.
· 고객의 서명

기록 2. 아로마테라피 트리트먼트진행에 관한 기록

· 관리목적
· 관리계획
· 선택한 각 에센셜오일의 대한 이론적 설명
· 선택한 각 캐리어오일의 대한 이론적 설명
· 관리에 사용할 수 있는 대체오일
· 관리에 사용할 오일의 블렌딩 비율
· 고객의 관리 전 느낌
· 고객의 관리 후 느낌
· 홈 케어 조언
· 결론

1) 개인적인 신상

고객의 개인적인 신상에 대한 정보를 간단히 기록한다. 고객의 심리적 상태까지 파악하려고 노력한다. 객관적인 상황과 이에 대처하는 심리적인 태도 역시 에센셜 오일을 선택할 때 고려할 사항이다.

2) 관찰을 통한 기록

- 첫 인상을 통한 관찰

목소리, 태도, 자세, 표정 등을 통해서 고객의 성향을 파악하려고 한다. 내향적인지 혹은 외향적인지, 소탈한지 예민한지, 현재 무엇인가 스트레스가 있는지, 불안한지, 긴장되어 있는지 등을 파악한다.

- 고객의 신체적인 상태의 관찰

발 반사법을 사용하거나 근육의 테스팅, 혹은 동양적인 바디 진단법들을 활용하여 고객의 기질이나 체질 등에 대하여 살펴보고 정리한다. 고객의 기질이나 체질에 따라서 일어날 수 있는 다양한 부조화의 원인에 대하여 고려하도록 한다. 피부의 상태와 얼굴의 상태 등을 주의 깊게 관찰하도록 한다. 피부의 타입을 살펴보고 피부의 혈색을 통하여 피부색이 좋지 않을 경우 독소배출 등의 문제를 파악한다.

3) 질문을 통한 상담과 기록내용

① 고객의 요구사항

고객이 상담 받는 목적을 파악한다. 일반적인 관심 혹은 스트레스 관리인 경우, 혹은 특별한 증상이 있는 경우인지 파악하고 고객에게 아로마테라피가 할 수 있는 부분에 대해서 정확하게 설명하도록 한다.

② 메디칼 히스토리

고객에게 다음과 같은 사항을 질문한다.

- 과거병력, 어린 시절의 질병을 포함하여 질문한다.
- 과거와 현재 사용하고 있는 약(항생제 등 기타)에 대하여 질문한다.
- 가족력을 질문한다. 가족들이 심장, 간, 췌장, 소화계, 폐, 신경계, 신장 및 다른 기관에 특정 질병을 가지고 있는지에 대하여 질문한다.

- 크고 작은 정신적 충격, 낙상, 자동차 사고 그리고 사랑하는 사람들과의 이별, 사별, 직장에서의 해고 및 이동, 거주지의 이전과 같은 감성적인 변화나 충격 등에 대하여 질문한다.
- 수술의 경험, 입원 혹은 심각한 질병을 앓았던 경험을 질문하고 기록한다.
- 최근의 여행경험 등에 대해서도 질문한다. 여행을 통해서 어떠한 증상을 얻을 수 있기 때문이다.

③ 고객의 신체적 시스템의 파악

고객에게 신체의 각 시스템의 작용에 대하여 질문한다. 고객이 심각하게 생각하지 않을 수도 있으며 기억을 하지 못할 수도 있지만 고객이 불편하다고 호소하는 증상의 원인일 수도 있기 때문에 고객을 전인적으로 평가하는데 중요하다. 고객이 경험하는 증상들이 보이는 징후들, 열감, 냉기, 건조함, 촉촉함, 긴장감, 통증, 경련 등에 대하여 질문한다. 이러한 정보들의 수집을 통해서 고객의 문제가 되는 사항의 원인을 파악하는데 도움이 될 수 있다.

각기 다른 바디 시스템들이 연관되어서 어떤 증상으로 연결되기도 하고 다른 시스템의 문제를 보완하기도 한다.

각 기관별로 다음과 같은 질문을 통해서 바디 시스템의 상태를 파악할 수 있다.

④ 생활습관의 파악

- 개인의 활동성 : 활동적인지, 비활동적인지, 일중독인지 등에 대해 평가한다.
- 휴식의 여부 : 규칙적이고 적절한 휴식의 시간을 가지는지 아니면 휴식의 시간을 필요로 하는지 파악, 취미와 여가활동은 즐거움과 자기표현을 통하여 일반적인 건강에 미치는 중요성이 크다.
- 식이습관 : 매운 음식이나 단 음식 등에 관한 음식기호도 파악과 특이한 식사 습관(채식주의자)의 파악, 신선한 채소와 야채의 섭취정도, 식사횟수와 규칙성 등에 대한 평가가 필요하다.

표 5-1. 바디시스템별 질문의 형태

바디 시스템	질문의 형태
소화계	1. 식욕이 좋고 나쁨 혹은 지나친지, 변덕스러운지? 2. 식사 시 심장의 두근거림이나 신맛, 두통 등을 경험하는지? 3. 소화불량, 메스꺼움, 가슴앓이, 위통, 변비, 설사나 헛배부름이 있는지? 4. 식사습관이 규칙적인지?
비뇨기계	1. 방광염이나 요로감염 등이 있는지? 2. 배뇨의 문제 혹은 신장 질환, 체액의 정체감이 있는지? 3. 혈뇨의 경험이 있는지? 4. 신장질환관련 항생제를 복용한 경험이 있는지?
호흡계	1. 사이너스, 호흡곤란, 알러지, 감기나 플루의 재발이나 만성 비강염, 카타르, 고초염(hayfever), 청력감퇴 등이 있는지? 2. 천식, 기관지염, 가래기침, 폐기종이나 호흡곤란 병력과 약의 복용 경험이 있는지?
림프계	1. 목의 림프선이나 액와, 서혜부의 림프선이 부은 경험이 있는지? 2. 편도선염이나 수분정체 등이 있는지? 3. 부종이나 셀룰라이트가 있는지? 4. 쉽게 한기를 느끼는지?
피부계	1. 알러지, 습진, 건선 등의 병력이 있는지?
순환계	1. 정맥류를 가지고 있는지? 2. 동상이나 다한증과 같은 순환의 문제를 가지고 있는지? 3. 혈압이 정상인지 고혈압 혹은 저혈압인지? 4. 평소 고객이 덥게 느끼는지 춥게 느끼는지?
근육골격계	1. 좌골신경통, 고통·통증이 있는지? 2. 최근에 낙상, 골절상이나 과격한 운동을 한 적이 있는지?
신경계와 내분비계	1. 두통이나 긴장감, 경련, 통증, 기분의 변화가 자주 일어나는지? 2. 고객의 에너지 상태가 적합한지? 3. 수면 습관은 어떤지?
생식계	1. 폐경 전 여성이라면 월경주기와 월경의 분비정도 및 생리증후군(P MS), 생리통이 어떤지? 2. 초경의 경험과 관련된 충격이 있었는지? 3. 임신, 출산과 관련해서 불편한 사항이 있었는지? 4. 폐경증후군이 있는지? 5. 약의 복용이 있는지? 6. 40세 이후의 남성이라면 전립선의 문제가 있는지? 7. 적당한 시간 동안 소변을 참을 수 있는지?

⑤ 감성적이고 심리적이며 정신적인 요소의 파악

고객의 상태에 영향을 줄 수 있는 정신적, 감성적인 요인을 이해하는 것은 매우 중요하다. 그러한 요소의 파악이 불가할 경우에는 고객에게 직접 물어볼 필요가 있다.

- 에너지 수준 : 고객의 삶에 있어서 에너지가 충분한지? 최근에 갑자기 기본적인 에너지수준의 차이가 생겼는지? 낮과 밤중에 언제가 보다 더 활동적인 성향을 가졌는지? 이러한 질문들이 스트레스의 상태와 더불어 기본적인 기질적인 특성을 나타내는데 도움을 준다.
- 수면 습관 : 수면패턴은 건강밸런스의 가장 중요한 척도로서 만일 문제가 있다면 문제의 원인이 되는 요인을 파악하기 위해서 후속 질문을 하도록 한다.
- 스트레스 : 상담에서 스트레스에 대한 사항이 아직 발견되지 않았다면 직접 물어보도록 한다. 스트레스 상황 하에서 잘 대항하는지에 대해서도 질문을 하도록 한다.

4) 트리트먼트의 계획과 절차 기록

고객의 상태를 평가하고 트리트먼트 계획을 구성한다.

- 주요 증상을 파악한다. 급성인지 만성적인지 신체적인 문제인지 심리적인 문제인지 파악한다. 이 증상에 효과적인 에센셜 오일을 생각한다.
- 트리트먼트를 신체적 혹은 심리적 수준에서 진행할 것인지 우선순위를 정한다.
- 독소배출을 위한 이뇨, 발한 등의 관리가 필요한지 이완(진정, 평온)을 필요로 하는지 혹은 아스트린젠트와 같은 수렴과 강장의 오일을 통한 조직의 강화와 생체에너지의 강화를 필요로 하는지 파악한다.
- 고객이 자극을 필요로 하는지, 따스함을 필요로 하는지, 진정 혹은 이완, 강장 혹은 밸런싱을 필요로 하고 있는지 파악한다.
- 고객이 특정한 향의 오일을 좋아하거나 싫어하는지에 대한 기호를 파악한다.
- 최적의 캐리어 오일의 선택과 그 이유를 생각한다. 고객이 캐리어 오일로 인해서 얻게 되는 효과를 고려한다.
- 전신마사지 관리를 할 것인지 부분적인 관리를 할 것인지 결정한다.
- 고객의 특정부위를 주의해서 마사지해야 할 지 그 부위를 생각한다.
- 마사지 이외의 다른 트리트먼트 방법을 적용할 것인지 생각한다.

① 에센셜 오일의 선택

일단 상담과 트리트먼트 계획이 완전하게 세워지면 고객에게 알맞은 블렌딩된 마사지 오일을 선택한다. 전신 마사지를 위해서는 대략 15ml의 캐리어 오일과 6~7방울의 에센셜 오일이 필요하다(2.5%). 하나의 블렌딩에 3~4개의 에센셜 오일 이상의 블렌딩은 바람직하지 않다. 그리고 이상적으로 탑, 미들, 베이스 노트를 고루 사용하고 에센셜 오일의 특성을 고려하여 고객에게 적합한지를 항상 확실하게 할 필요가 있다.

고객과 상담 후 고객이 불편해 하는 3가지 주요증상을 정리한다. 그리고 3가지 증상 중 심리적인 증상을 우선으로 하여 3가지 증상별 오일을 선정한다. 또한 오일은 증상별로 탑노트, 미들노트, 베이스 노트를 기록한다. 증상별로 3번 겹치는 오일을 노트별로 우선 선정한 후 고객의 반응에 따라서 최종 노트별로 1가지씩 3개의 오일을 선정한다.

증상별 겹치는 오일이 많을 경우 노트별로 시향지에 적신 오일의 오일이름을 고객이 모르게 한 상태로 향을 맡게 한 후 고객이 선호하는 향을 최종 선정한다. 증상별 겹치는 오일이 노트별로 나오지 않을 경우 겹쳐지지 않은 노트의 오일을 제외하고 나머지 노트에서 최종 3가지 오일을 선택한다. 한사람에게서 일어나는 증상들이 유기적으로 연관되어 있다는 전제를 가지고서 전인적 관점에서 이러한 방식으로 오일을 선정하는 것이다.

최종적으로는 고객을 위해서 블렌딩된 오일을 선택하고 나서 고객의 손등에 약간의 오일을 바르고 그 향을 좋아하는지를 확인한다.

에센셜 오일을 이런 방식으로 선택하는 것은 개인에게 일어나는 증상들은 심리적인 요인에 의해 먼저 발생하지만 신체적으로 나타날 때에는 각기 본인들이 취약한 부위에 나타날 수 있으며 즉 증상 간에는 연관성이 있으며 따로 분리해서 이해할 수 없다는 전인적 관점에서 비롯된 것이다.

다음의 표에서 살펴보면 스트레스와 독소의 축적, 그리고 폐경의 주요 증상 3가지별로 오일을 정리한 후 1차적으로 겹치는 오일을 선택한다. 3증상 모두 겹치는 오일이 없을 경우에는 2가지 겹치는 오일로 1차 선정하게 된다.

탑 노트의 경우 클라리 세이지·그레이프 프룻이, 미들 노트에서는 펜넬과 쥬니퍼·제라늄이, 베이스 노트에서는 안젤리카와 자스민을 1차적으로 선택할 수 있다. 그 다음으로는 각각의 오일을 고객으로 하여금 시향지를 사용하여 냄새를 맡게 한 후 고객의 기호에 따라서 2차 오일을 선택하고 이를 트리트먼트에 적용하게 된다.

표 5-2. 주요 증상별 오일의 선택 과정

증상1 : 스트레스			증상2 : 독소의 축적			증상3 : 폐경		
탑	미들	베이스	탑	미들	베이스	탑	미들	베이스
Basil Bergamot Clary Sage Lime Orange Bitter Orange Sweet Galbanum Grapefruit Lemongrass Palmarosa Peppermint Petitgrain Clary sage	Hyssop Juniper Geranium Lavender Marjoram Sweet Pine Rosemary	Angelica Benzoin Cinnamon Cedarwood Atlas Ho leaf Jasmine Linden Blossom Orange Blossom Neroli Sandalwood Spikenard Yarrow Ylang Ylang	Carrot Seed Celery Seed Coriander Grapefruit	Fennel Juniper Parsley Seed	Angelica	Clary Sage	Cypress Fennel Geranium	Rose Otto Jasmine

② 트리트먼트 계획과 블렌딩의 기록

다음과 같은 사항을 기록 한다.

- 1차 선택한 오일과 최종 선택 오일, 그리고 그 이유.
- 트리트먼트에 사용할 에센셜 오일의 방울 수.
- 희석에 사용할 캐리어 오일의 선택과 그 이유.
- 트리트먼트 적용 방법.

예시)

· 에센셜 오일의 선택 : Clary Sage(2 drops)는 스트레스와 독소배출을 위하여 Fennel(3 drops)은 독소 배출과 호르몬의 문제를 위하여 jasmine(1 drop)은 폐경과 마음의 리프팅(TLC : Tender Loving Care)을 위하여 사용할 것이다.

· 캐리어 오일의 선택 : Sunflower 12mls와 Borage 1ml(Borage)는 GLA 함량이 많아서 호르몬의 문제에 매우 유익하다. 전신마사지를 한 후 얼굴 마사지를 적용할 것이다.

③ **마사지트리트먼트 후의 기록**

예를 들면 마사지후의 고객의 반응을 기록하도록 하는데 마사지후 기분이 나아졌다라든가 긴장이 이완이 되었다 혹은 목과 어깨의 근육부분이 많이 이완되었다 등과 같이 고객의 변화 상태를 기록하도록 한다.

5) 사후관리와 홈 케어에 대한 기록

아로마테라피 트리트먼트 후 고객으로 하여금 5분 정도 휴식을 취하도록 하고 물을 1잔 마시도록 한다. 그 동안 아로마테라피 관리프로그램 내용과 고객이 보인 반응들에 대해서 카드에 기록해 내려가고 관리 프로그램에 대해서 어떠한 조언을 할지에 대하여 생각하기 시작한다.

트리트먼트의 마무리에 고객이 경험할 수 있는 반응에 대해서 충분히 설명해주고 그들의 관리의 효과를 향상시키기 위해서 효과적인 홈케어 방식을 조언해주는 것은 매우 중요하다. 고객에게 트리트먼트 후에 무엇을 할지, 그리고 트리트먼트의 기대효과 등에 대하여 조언하는 것과 함께 고객에게 트리트먼트 후의 사후 관리의 중요성을 설명하고 이러한 것들을 고객 상담 카드에 기록한다.

에센셜 오일이 신체로 흡수가 되고 고객들이 휴식을 취하면서 다음과 같은 트리트먼트의 반응이 일어날 수 있다. 이러한 반응에 대하여 고객에게 충분한 설명과 상담을 할 수 있어야 한다. 그리고 항상 고객이 보이는 반응이나 언급에 대해서는 다음의 관리 시 참조를 위해서 기록을 해야 한다.

처음으로 아로마테라피 마사지를 받은 고객은 기분 좋은 통증 같은 것을 느끼기도 한다. 이는 근육조직의 노폐물이나 독소가 분해되기 때문이다. 다음 마사지를 받기 위해 방문할 때 이미 독소가 배출된 후이므로 처음만큼 아프지는 않는다. 하지만 보다 더 독소를 배출시켜야 할 경우 아직도 통증을 느낄 수도 있다. 어떤 고객들은 머리가 무겁다는 반응을 보이거나 피로감, 어지러움 등을 호소하기도 하는데 이러한 모든 증상들은 자연스러운 것이며 우리 몸의 독소가 제거되는 것을 의미한다.

이러한 현상이 일어나면 충분한 양의 물을 마시고 관리 후 앉아서 휴식을 취하고, 관리 후 24시간 내에는 알코올이나 홍차·커피 등은 피하는 것이 좋다.

마사지 후 화장실을 가는 것 또한 매우 자연스러운 것이다. 모든 고객들이 다 그런 반응을 보이는 것은 아니지만 고객으로 하여금 트리트먼트로 인한 배출과정임을 설명하고 불편할 수 있지만 이는 긍정적인 사인으로 트리트먼트로 인한 에너지의 상승을 몸이 겪고 있다는 사실을 알릴 필요가 있다. 이러한 증상은 1~2일 지속될 수 있다. 어떤 고객들은 트리트먼트 후 약간의 피로감과 그 후의 에너지의 가벼운 상승을 경험한 후 보다 에너지가 강화되는 것을 느끼기도 한다. 트리트먼트의 효과를 상승시키기 위해서는 관리 후 충분한 휴식을 취하는 것이 바람직하다. 고객과 트리트먼트 후에도 이러한 다양한 관리후의 증상에 대하여 충분한 대화를 나누고 아로마테라피의 지속적인 효과를 충분히 설명하도록 한다. 연속해서 관리가 이루어질 경우 보다 효과적이며 개인별로 관리에 대한 반응 역시 다양할 수 있다는 내용도 상담한다.

① 아로마테라피의 홈에서의 사용조언

고객을 위한 아로마테라피의 치료적 효능을 유지하기 위해서는 에센셜 오일을 집에서 홈 케어용으로 같이 사용하는 것이 좋다.

② 고객의 라이프 스타일에 대한 조언

운동 혹은 식사 습관 등의 라이프스타일과 관련한 사항들에 대해서도 조언할 수 있다.

표 5-3. 아로마테라피 고객 카드 작성의 예시

CASE NO : 001			1. 신상기록
이름	○○	생년월일	○○
주소/연락처	○○	연락처	○○
직업	○○	기타	○○

· 병력 및 기타 사항

50대 초반의 고객. 폐경을 겪고 있음. 일에 대한 과도한 스트레스로 지난해 일을 그만둠. 2명의 자녀를 두고 있으며 아들이 28세, 딸이 21세이며 아직 같이 살고 있음. 3년 동안 휴가 없이 보냈으며 자신을 위한 시간을 전혀 내지 못했음. 산책을 좋아하며 동물을 사랑하고 남편과 보내는 시간을 좋아함.

복용약	2년동안 심장약복용	복용약에 대한 부작용 : 다리부위에 경련이 있으나 아직 위사에게 말하지 않았다고 해서 이에 대해서 의사에게 말하도록 함.

병력에 대한 기록			
습진/피부염/건선/알레르기	예/아니오	당뇨/간질	예/아니오
고혈압/저혈압	예/아니오	근육통/수술경험 많이 피곤했을 때 목과 어깨의 경련을 경험	예/아니오
두통/편두통	예/아니오	출산계획	예/아니오
심장질환	예/아니오	운동 가족을 돌보느라 자기시간이 없다.	예/아니오
수면 항상 피곤하다	예/아니오	식이/음주 :	
가족 : 부모 모두 스트레스와 관련된 심장질환을 가지고 있었다.			
아로마테라피트리트먼트의 금기사항에 대하여 알고 있는가? NO			
본인이 원하는 관리의 효과는? 활력을 찾고 싶고 목과 어깨의 통증이 없어졌으면 한다.			

날짜 20 . . .	관리에 대한 설명을 충분히 들었으며 즐거운 마음으로 관리를 받고자 합니다. 고객서명 (인)

2. 진단 결과기록	
신경계/ 스트레스정도	스트레스레벨이 높아서 1~10범위에 있어서 (9)이다. 장성한 자식들이 집에 남아 있어서 걱정이다. 부모가 자신에게 의존하고 그녀도 나이가 들었는데도 모든 일이 그녀에게 짐이다.
당뇨 혹은 갑상선의 문제	알려진 바 없다.
호흡계/ 눈과 귀	귀가 쑤시고 가끔 귀 뒤 부분에 통증이 있다. 스트레스를 받았을 때 숨 쉬는 것이 고통스러울 때가 있다.
근육계/골격계	목과 어깨의 문제. 3년 전에 사고 경험이 있다. 아침에 뻣뻣함을 느끼곤 한다.
비뇨기계	화장실을 충분히 가지 않는다. 추워지면 화장실을 자주 간다.
소화기계	알려진 바 없다.
생식기계	자주는 아니지만 아직 주기가 있다. HRT가 도와주긴 하지만 생리 전 마음의 밸런싱이 깨어진다.
림프순환계	다리에 경련이 나기 시작하는데 특히 장시간 자동차 여행 후에 그렇다.

증상1 : **스트레스**		
탑	미들	베이스
Basil Bergamot **Clary Sage** Lime Orange Bitter Orange Sweet Galbanum **Grapefruit** Lemongrass Palmarosa Peppermint Petitgrain Clary sage	Hyssop **Juniper** **Geranium** Lavender Marjoram Sweet Pine Rosemary	**Angelica** Benzoin Cinnamon Cedarwood Atlas Ho leaf **Jasmine** Linden Blossom Orange Blossom Neroli Sandalwood Spikenard Yarrow Ylang Ylang

증상2 : **독소배출이 잘 되지 않음**		
탑	미들	베이스
Carrot Seed Celery Seed Coriander **Grapefruit**	**Fennel** **Juniper** Parsley Seed	**Angelica**
증상3 : **폐경**		
탑	미들	베이스
Clary Sage	Cypress **Fennel** **Geranium**	Rose Otto **Jasmine**

3. 트리트먼트 기록	
진단에 따른 선택 가능 오일	Clary Sage, Grapefruit, Juniper, Geranium, Angelica, Jasmine, Fennel, Jasmine Sunflower and Borage
선택한 오일	○○가 선호하는 향으로 결정 Clary Sage (2 drops)는 스트레스와 독소배출을 위하여 Fennel (3 drops)은 독소 배출과 호르몬의 문제를 위하여 jasmine (1 drop)은 폐경과 마음의 리프팅(TLC)을 위하여 권한다.
선택한 캐리어 오일	Sunflower 12ml와 Borage 1ml (Borage는 GLA 함량이 많아서 호르몬의 문제에 매우 유익하다.)
홈 트리트먼트	○○가 Clary Sage와 Fennel향을 매우 좋아하므로 마음이 우울하거나 다운될 때, 집에서 목욕할 때 2 drops을 사용하도록 했다. 그녀는 또한 Grapefruit향을 좋아하므로 집에서 방향제로 사용하도록 하였다. 나머지 오일들도 냄새를 좋아하므로 목욕 후 마사지할 수 있는 오일로 블렌딩 해주었다.
테라피스트의 의견	○○는 그녀의 의사를 3개월마다 방문하여 HRT처방을 받고 있었다. 나는 그녀에게 다음 의사 방문 시 다리의 경련에 대해서 문의하도록 하였다. 그녀는 자신의 시간을 가질 필요가 있다. 가족들이 그녀에게 많이 의지하고 있지만 그녀도 나이가 많이 들었고 지금은 자신을 위한 시간이 필요하다. 그녀에게 독소배출과 혈액순환을 위해서 자연으로 나가거나 요가나 가벼운 운동을 하도록 권하였다. 그녀의 식사습관은 이상한 것으로 그녀에게 이것이 그녀의 피곤의 원인이라고 설명하고 하루 3끼 적은 양을 먹는 것이 바람직하다고 권유하였다. 트리트먼트가 진행되는 동안 ○○가 눈에 띄게 평안해지며 마사지를 즐기는 것을 알 수 있었다. 그녀에게 다음 2주 동안 진전되는 것을 볼 수 있게 방문하도록 예약하였다.
고객의 반응	마사지를 즐겼으며 에센셜 오일의 향이 너무 좋았다. 다음 주 마사지 받을 것이 기대된다.

3. 블렌딩(Blendibg-정유의 혼합)

1) 정유의 혼합과 상승효과

두 개 이상의 오일을 혼합하여 사용하거나 이것을 다른 매개물(물, 오일, 크림 등)과 혼합하여 사용하는 것을 '블렌딩(Blending)'이라 한다.

에센셜 오일을 사용하는데 있어서 기본 원리로는 오일의 상호 시너지 효과를 위하여 에센셜 오일을 블렌딩하는 것이다. 2개나 그 이상의 오일을 효과적으로 블렌딩할 때 각각의 오일이 가지고 있는 효능이 서로 보완되면서 전체적인 효과를 높일 수 있다.

시너지(synergy-상승효과)는 치료적 효능의 증가를 뜻하며 블렌딩은 오일들끼리의 섞음을 의미한다. 이는 각각의 오일을 독립적으로 사용하는 것보다는 오일을 섞어 사용한 경우 오일의 화학성분들의 상호효과에 의해서 치료적 효능이 더욱 커진다는 것을 의미한다.

예를 들면 카모마일의 항염효과는 라벤더 오일을 넣음으로서 더 증가한다. 오일의 블렌딩에 있어서는 노트와 향을 고려해야 한다. 2가지나 3가지의 에센셜 오일이 잘 블렌딩 된다면 각각의 에센셜 오일이 가지고 있는 분자들의 시너지 효과에 의해서 고유의 특성들이 더 강화된다. 하지만 4가지 이상의 오일을 선택하여 블렌딩하는 경우에는 오일들 간의 대립적인 효능이 발생하여 실질적으로 블렌딩의 효과를 볼 수 없다. 그러므로 2~3가지 오일의 블렌딩이 적합하다.

시너지 효과

버가못에 티트리를 함께 쓰면 방부성, 지성피부, 여드름, 방광염에 효과적이고 라벤더를 혼합하면 정신적 안정, 근심걱정과 스트레스에 효과적이며, 로즈마리와 함께 쓰면 피로를 없애고 자스민의 경우 최음효과, 항우울, 신경계통 문제에 시너지 효과를 볼 수 있다. 시너지 효과는 19c 프랑스 피에세(Piesse)에 의해 정립된 것으로 아로마 에센셜 오일의 3가지 노트 즉 상, 중, 하향이 적절하게 조화를 이룰 때 얻을 수 있다. 상, 중, 하향의 이상적인 배합은 1:2:1이다.

또한, 정유를 블렌딩할 때 사용목적, 사용방법에 따라 달라질 수 있으므로 정유를 선택하기 전에 한번 더 목적을 확인하고 실천방법이 옳은가를 확인해봐야 한다. 또 사용범위, 사용빈도에 따라 농도를 조정하는 것도 중요하다.

버가못 → 티트리
〈 버가못 + 티트리 〉
방부성, 과잉피지분비, 여드름, 방광염에 효과적

버가못 → 라벤더
〈 버가못 + 라벤더 〉
정신적 육체적 피로, 근심걱정, 스트레스 등

버가못 → 쟈스민
〈 버가못 + 자스민 〉
감성조절, 호르몬 불균형으로 인한 우울감, 최음효과

버가못 1 방울에 라벤더 1 방울을 블렌딩 하였을 때 보다 라벤더 용량을 늘렸을 때 라벤더의 에스테르 성분의 함유율이 높아지고 버가못의 모노테르펜 함유율이 적어져 보다 부드러운 향과 인체 안정 효과가 높아지는 점을 확인 할 수 있다.

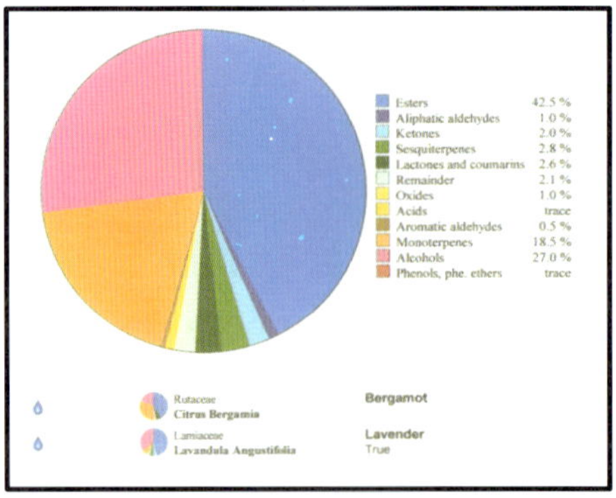

예) Bergamot 1 drop
Lavender 1 drop

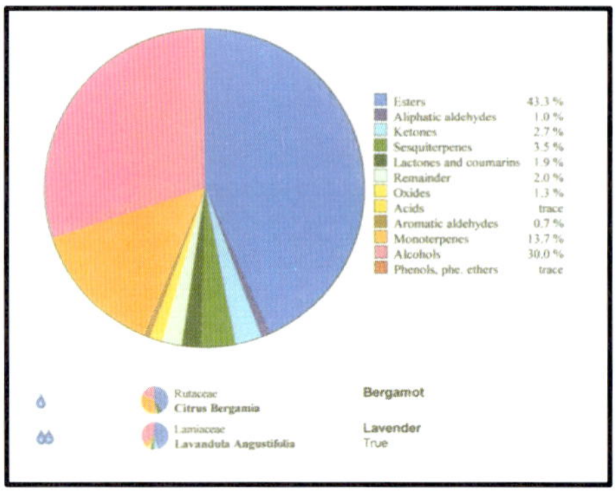

Bergamot 1 drop
Lavender 2 drop

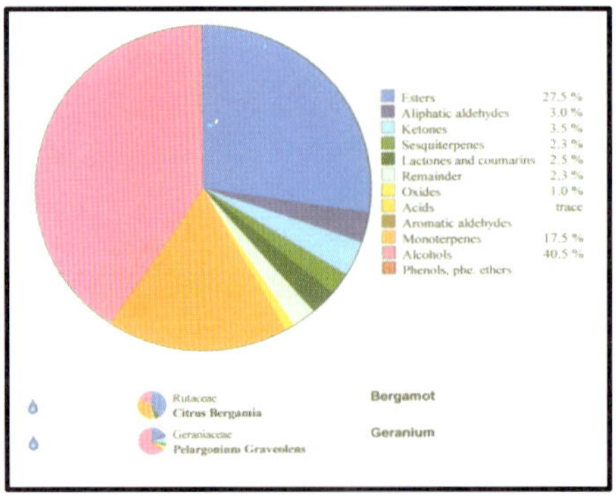

Bergamot 1 drop
Geranium 1 drop

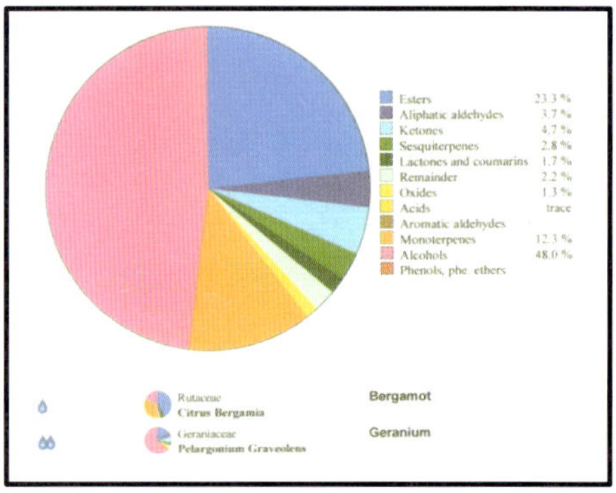

Bergamot 1 drop
Geranium 2 drop

그림 5-1. 블렌딩 용량에 따른 성분변화

참고 : Rosamary Caddy. 〈The Essential oil Blending guide〉

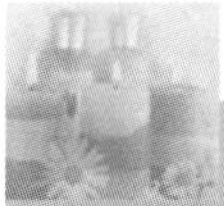

블렌딩(Blending)의 목적

- 정유 작용에 있어서 상승효과를 노린다.
- 향기의 밸런스를 조절한다.
- 향기의 지속시간을 조절한다.

2) 블렌딩(Blending)의 방법

블렌딩 하기 전에 체크해야 할 항목

· 사용목적
· 사용방법
· 사용범위
· 사용빈도

블렌딩 할 때 체크해야 할 항목

· 각각의 정유의 특성 - 상승효과, 안전성
· 블렌딩 후 향기의 밸런스 - 향기의 기호, 향기의 휘발속도, 향기의 강도
· 궁합 - 작용의 궁합, 향기의 궁합

① 상승효과

정유 개개의 작용을 잘 판단해서 개인 및 목적에 적합한 정유를 선택한다. 1개의 효능만이 아닌 그 정유가 가지는 작용이 사용 시 몸 상태나 체질, 피부에 작용 효과가 있는 정유를 사용한다.

② 안전성

정유의 사용방법과 작용이 그것을 사용하는 개인에 있어서 충분히 안전한가를 재확인하는 것이 무엇보다도 중요하다. 선택한 정유 중에 작용이 강한 것이 있으면 낮은 비율로 블렌딩한다. 또 습포나 마사지오일 등과 같이 피부에 사용하는 경우 민감성피부에 자극이 될 수 있는 것은 사용하지 않거나 저농도로 해서 사용한다. 또 목욕용으로서 직접 넣어서는 안 되는 정유를 한번 더 확인하고 마사지오일로 사용하는 경우 광독성을 가진 것인지도 확인해 봐야 한다.

- 작용이 강하거나 주의를 요하는 특정작용을 가진 정유 : 로즈마리, 마조람, 클라리 세이지, 시나몬 등
- 피부에 대한 자극성을 고려해야 하는 정유 : 타임, 레몬글라스, 메이창, 시나몬, 클로브 등
- 광독성이 있는 정유 : 버가못, 그레이프 프룻, 비터오렌지 등

③ 블렌딩 후 향기의 밸런스 - 향기의 기호

개인에게 효과적인 정유라도 그 향기에 있어서 혐오감을 느끼는 경우에는 같은 효과를 얻지 못하는 경우가 있다. 향기의 기호는 개인차가 있고, 그 당시의 기분과 몸 상태에도 미묘한 영향을 끼치므로 필요에 따라 정유의 향기를 테스팅 해보는 것이 좋다. 블렌딩 함으로서 향기에 대한 인상이 크게 변할 수 있는 가능성이 있다는 것을 고려해야 한다.

④ 블렌딩 후 향기의 밸런스 - 휘발속도(노트)

탑, 미들, 베이스(Top, Middle, Base)로 분류되는 정유를 적절한 비율로 블렌딩 함으로서 향기의 밸런스, 지속성을 조정하기도 한다. 노트는 정유의 휘발속도를 표시하지만 베이스 노트로 분류되는 정유는 휘발속도가 느리므로 블렌딩할 때 탑(Top) 또는 미들(Middle)의 것과 혼합하여 그 휘발속도를 조절한다.

탑(Top)으로 분류된 것은 날카로운 자극, 베이스(Base)는 무겁게 가라앉는 타입의 향기이므로 선택한 정유가 탑(Top)또는 베이스(Base)인 경우 독특하게 한쪽으로 치우친 향기가 되는 경우가 있다.

물질의 휘발되는 속도는 향의 지속시간을 결정하게 되므로 향의 탑, 미들, 베이스 노트를 구분하는 척도가 된다.

⑤ 블렌딩 후 향기의 밸런스 - 향기의 강도

정유는 각각 독특한 향기를 가지나 강열한 향기를 가진 것과 비교적 온화한 향기를 가진 것이 있다. 선택한 정유의 비율을 결정할 때는 향기의 강도를 고려해서 조절하는 것도 필요하다.

· 강한 향기

애니씨드, 블랙페퍼, 캐모마일, 클로브, 레몬글라스, 메이창, 니아울리, 티트리, 일랑일랑, 페퍼민트, 시나몬 등

· 약한 향기

라벤더, 오렌지 스윗, 그레이프 프룻, 버가못, 로즈우드, 샌달우드, 만다린 등

표 5-4. 탑, 미들, 베이스 노트별 특성

	탑노트 (=Head Note)
특징	차갑거나 뜨겁다. 휘발성이 강하다. 침투가 빠르다. 오일 혼합 시 가장 빨리 향기를 느낄 수 있다.
추출부위	잎, 줄기, 과일 등에서 추출
사용량	혼합물의 약 20~40% 정도
종류	그레이프 프룻, 오렌지, 티트리, 페퍼민트, 버가못, 만다린, 유카립스, 레몬 등 Citruses계열
	미들노트(=Heart/Body Note)
특징	블렌딩 시 주요 부분 차지. 따뜻하고 둥글고, 부드럽고, 매끄럽고, 완만한 느낌을 준다.
추출부위	줄기, 꽃 등에서 추출
사용량	전체 혼합물의 약 40~80% 정도
종류	라벤더, 로즈마리, 캐모마일, 클라리세이지, 쥬니퍼, 제라늄, 마조람, 로즈우드, 파인 등
	베이스노트 (=Last Note)
특징	혼합물의 농도를 진하게 하고 지속성을 증가시킨다. 따뜻하고, 진하며 감정을 안정시키고 마음을 편안하게 진정시킨다. 시간이 경과할수록 숙성된 향으로 변한다.
추출부위	대부분 나무의 껍질, 진, 수액 성분에서 추출
사용량	전체 혼합물의 약 10~20% 정도
종류	벤조인, 패출리, 시더우드, 샌달우드 등
	고착제 (Fixatives)
특징	베이스노트보다 짙고 강하며 혼합물을 피부에 흡수, 정착시키는 작용을 한다. 향수 제조 시에 사용한다.
추출부위	대부분 뿌리, 나무의 수지에서 발견
사용량	전체 혼합물의 약 5% 이하
종류	베티버, 멀

휘발도(Note) 분류

*1923년 '푸쉬르'에 의한 분류

- 표시기준 : 증발율의 수치에 따른 표시 [저서 : 향수]

· 분류

- Top note : 1~14 (3시간 이내)
- Middle note : 15~69 (6시간 이내)
- Base note : 70~100 (6시간 이상, 며칠 지속)

*1927년 '사무엘 피에스'에 의한 분류

- 향이라는 것은 음악의 화음처럼 각각 독특한 증발 성질을 가지고 있다. [저서 : 향수의 예술]

표 5-5. 휘발률〈Evaporation rates(Robert Tisserland 기준)〉

Top note	휘발속도	Middle Note	휘발속도	Base note	휘발속도
Eucalyptus	5	Bergamot	55	Ylang Ylang	91
Camphor	7	Black pepper	60	Jasmine	95
Melissa	17	Hyssop	65	Cedarwood	97
Rosemary	18	Peppermint	70	Rose	99
Cypress	30	Frankincense	76	Myrrh	100
Juniper	30	Basil	78	Patchouli	100
Marjoram	40	Neroli	79	Sandalwood	100
Chamomile	47	Clary sage	82		
		Fennel	85		
		Lavender	85		
		Geranium	87		

⑥ 상생(궁합)

혼합 시 작용, 향기 등의 그 상생을 고려하는 것이 중요하다. 기본적으로 같은 효과를 가지는 것과 같은 과명, 같은 계통의 향기를 가지는 것은 비교적 상생이 좋은 것이다.

*작용별
- 거담작용 : 유칼립투스 글루블루스, 유칼립투스 라디에이타, 티트리, 로즈마리 등
- 혈압강하작용 : 마조람, 레몬, 클라리세이지, 이란이란, 라벤더 등
- 혈압상승작용 : 로즈마리 등
- 수렴작용 : 페퍼민트, 사이프러스, 제라늄 등
- 혈액순환 촉진작용 : 오렌지, 레몬, 자몽, 만다린, 마조람, 로즈마리 등
- 소화 촉진작용 : 오렌지, 레몬, 캐모마일 로만, 페퍼민트, 만다린 등
- 항 알레르기작용 : 캐모마일 저만, 라벤더 등
- 항 우울작용 : 오렌지, 제라늄, 클라리세이지, 이란이란, 버가못, 만다린, 장미 등
- 항염증작용 : 캐모마일 저만, 캐모마일 로만, 라벤더, 티트리, 버가못, 유칼립투스 글루블러스 등
- 최음작용 : 샌달우드, 클라리세이지, 일랑일랑 등
- 세포성장촉진작용 : 라벤더, 제라늄, 샌달우드, 장미 등
- 자극작용 : 로즈마리, 페퍼민트 등
- 항균작용 : 제라늄, 티트리, 오렌지, 유칼립투스, 레몬 등
- 항 경련작용 : 캐모마일 로만, 캐모마일 저먼, 제라늄, 사이프러스, 일랑일랑, 클라리세이지, 마조람 등
- 진해작용 : 사이프러스, 로즈마리, 샌달우드 등
- 진정작용 : 마조람, 캐모마일 로만, 캐모마일 저만, 라벤더, 제라늄, 샌달우드, 일랑일랑, 버가못 등
- 진통작용 : 마조람, 로즈마리, 캐모마일, 제라늄, 페퍼민트, 라벤더, 유칼립투스 등
- 통경작용 : 마조람, 로즈마리, 장미, 쥬니퍼, 클라리세이지, 사이프러스, 캐모마일 등
- 점액용해작용 : 페퍼민트, 로즈마리 등
- 면역강장작용 : 라벤더, 티트리, 제라늄 등
- 이뇨작용 : 쥬니퍼, 제라늄, 자몽, 레몬, 만다린, 로즈마리, 샌달우드 등

*과별
- 꿀풀과 : 클라리세이지, 라벤더, 마조람, 페퍼민트, 로즈마리 등
- 운향과 : 버가못, 자몽, 레몬, 만다린, 오렌지 등
- 측백나무과 : 사이프러스, 쥬니퍼 등
- 도금양과 : 유칼립투스, 티트리, 니아울리 등

- 국화과 : 캐모마일 로만, 캐모마일 저만 등
- 쥐손이풀과 : 제라늄 등
- 장미과 : 장미 등
- 백단과 : 샌달우드 등
- 번여지과 : 일랑일랑 등

*화학적 성분별

- Terpenes(Mono-, Sesqui-, Di-)
- Alcohols
- Oxides
- Aldehydes
- Phenols
- Ketones
- Esters
- Lactones

*향 종류별

■ 플로럴(Floral : 꽃 향)

- 특징

일반적으로 가격이 비싸다.
나무향(wood), 과일향(fruity), 달콤한향(sweet), 바닐라향(vanilla), 곰팡이(musty), 그린향(green)의 향들과 혼합이 잘된다.
발삼향(balsamic), 허벌향(Herbal)과 주의하여 사용한다.

- 종류

로즈, 네롤리, 쟈스민, 일랑일랑, 라벤더, 제라늄, 클라리세이지 등

■ 플루티(Fruity : 과일 향)

- 특징

가격이 저렴하며 혼합하기가 쉽다.
사용량에 제한이 없다.
나무향(woods), 발삼향(balsamic)과는 어울리지 않는다.

- 종류

오렌지, 레몬, 라임, 그레이프 프룻, 버가못, 만다린 등

■ 그린(Green : 녹색 향)

- 특징

  모든 오일과 혼합이 잘된다.

- 종류

  페퍼민트, 스피아민트, 멜리사, 페티그레인 등

■ 허벌(Herbal : 약초 향)

- 특징

  발사믹(balsamic)과 우드(wood :나무 향)향과 혼합이 잘된다.

  꽃 향들과는 주의해서 사용한다.

- 종류

  바질, 세이지, 히솝, 로즈마리, 타임, 코리엔더, 마조람, 팔마로사, 진저 등

■ 스파이시(spicy : 매운 향)

- 특징

  1~5% 정도를 사용한다.

  어떠한 성질의 오일과도 흥미롭게 혼합될 수 있으며 또한 혼합을 파괴할 수도 있다.

- 종류

  클로브, 베이, 시나몬, 바질, 타임 등

■ 우디(woody : 나무 향)

- 특징

  모든 오일과 혼합이 잘 된다.

  혼합물을 따뜻하게 하는 효능을 가지고 있다.

- 종류

  시더우드, 샌달우드, 프랑킨센스, 사이프레스, 쥬니퍼 등

■ 무스티, 얼씨(musty, earthy : 곰팡이 향, 흙 향)

- 특징

  혼합에 농도를 더한다(사용량 약 3~10% 사용).

- 종류

  클라리세이지, 프랑킨센스, 멀, 패출리, 베티버, 안젤리카 등

■ 이그조틱, 센슈얼, 오리엔탈(Exotic, sensual, oriental)

- 특징

  과용할 수 있으니 반드시 초과량을 사용하지 않도록 한다. 간혹 구역질이 날 수도 있다.

- 종류

  쟈스민, 일랑일랑, 샌달우드 등

■ 스윗(sweet : 달콤한 향)

- 특징

  모든 오일과 혼합될 수 있으며 따뜻함과 혼합물의 완성도를 준다.

  향이 가벼운 것은 많은 양이 사용될 수 있다.

- 종류

  마조람, 로즈우드, 카다멈, 벤조인 등

■ 바닐라(Vanilla-y)

- 특징

  특유의 촉감으로 인해 어떠한 오일과도 잘 혼합된다.

  사용 시 남용하지 않도록 한다(약 2~5% 사용).

- 종류

  바닐라, 벤조인 등

블렌딩(blending) 정유의 종류

2~4종류의 에센셜 오일 선택이 가장 이상적이나 향의 조화로움이나 블렌딩 목적에 따라 가감할 수 있다.

블렌딩 시 라벨에 기록 사항

- 블렌딩 에센셜 오일, 캐리어 오일의 종류와 비율을 적어둘 것.
- 블렌딩 날짜와 사용방법을 적어둘 것.
- 후에 블렌딩 기록을 보관하기 위해 라벨에 기록한 내용을 따로 적어 둔 후 임상 데이터를 기록한다.

4. 고객의 특성에 따른 에센셜 오일의 적용

1) 사상체질에 따른 에센셜 오일의 적용

사상의학이란 사람의 체질을 소음인, 태음인, 소양인, 태양인 등 넷으로 나누어 치료하는 의학이다. 즉 사람에 따라 소음, 태음, 소양, 태양 등 네 가지 상태의 기운을 각각 타고난 체질이 있다는 것이다.

사상체질은 장부의 기능의 강약에 따라 정의되어 있다. 한의학에서는 인체의 모든 기관 중에서 가장 근원적인 기관을 5장으로 보는데 잠시라도 운동을 멈추면 곧 생명활동이 멈추게 되는 폐장, 심장, 간장, 비장, 신장 등이 그것이다. 그 중에서 중심역할을 하는 심장을 뺀 폐비간신 4장 중 어느 것이 기능이 강하고 약한가에 따라 다음과 같이 체질이 나누어진다.

먼저 몸통 맨 위에 있는 폐기능이 강하면 태양인, 그 아래 비위기능이 강하면 소양인, 그 다음 간 기능이 강하면 태음인, 맨 아래 신장기능이 강하면 소음인이다. 이처럼 위쪽의 기관이 강하면 양 체질이 되고, 아래쪽 기관이 강하면 음 체질이 된다. 이 때 폐와 간, 비위와 신장은 각각 짝을 이루어서 하나가 강하면 다른 하나가 약해지므로 태양인은 간이 약하고, 소양인은 신장이 약하며, 태음인은 폐가 약하고, 소음인은 비위가 약하여서 각각 약한 장부에서 병이 잘 난다. 따라서 다음과 같이 정의될 수 있다.

태양인 : 폐대간소 ↔ 태음인 : 간대폐소
소양인 : 비대신소 ↔ 소음인 : 신대비소

혈액형설, 배엽설, 체형론, 심리유형론 등 서양의 체질론들과 오형인, 이십오인, 오태인 등 중국의 체질론들까지 이들 모두는 성격과 외형, 혹은 체액성분 특징에 따라 나눈 단순분류에 불과하다. 다만 인도의 아유르베다의 체질론만이 인도의 우주론에 근거하여 구체적이고 다양한 체질 특성과 음식법에 이르기까지 밝혀져 있어 과거의 체질론 중 가장 발달된 형태를 갖고 있으나 이 역시 생리, 병리, 약리 등 방면에 구체적 체계가 없어 하나의 학문으로까지 발전하지는 못하였다.

그러나 사상의학은 유학에 바탕한 우주론과 세계관에서 철학적 기초를 얻고, 마음과 몸을 연결하는 구체적 생리학으로부터 체질별 병리학, 약리학, 방제학까지 구체화시켰으며 체질판별법과 음식물 분류에 이르기까지 종합적으로 체계화되고 구체적으로 실용화된 체질의학이다. 따라서 사상의학을 바탕으로 에센셜 오일을 적절한 방법으로 활용하면 체질에 따라 신체적, 심리적, 감성적으로 보다 효과적 적용이 가능하다.

소음인

소음과 태음은 모두 마음이 안으로 향해 있지만 태음은 범위가 넓고 소음은 범위가 좁다. 따라서 소음인은 자신의 내면에 충실하고 지키는데 능하면서 세심한 장점과 소심한 단점을 함께 갖고 있다.

소음인은 수줍음을 타고 감정 표현을 직접 하지는 않지만 표정으로 드러나며 속으로는 잡념과 의심이 많고 한번 삐치면 꽁하고 오래가는 면이 있다. 대체로 유순해 보이고 잘 웃는 표정이며 화를 잘 내지 않는 성격이다.

· 바질, 블랙페퍼, 카쥬풋, 시나몬잎 · 껍질, 클로브버드, 코리앤더, 제라늄, 로즈, 진저, 그레이프룻, 히솝, 자스민, 레몬그래스, 오렌지스윗, 페퍼민트, 스피아민트를 효과적으로 적용할 수 있다.

태음인

마음이 안으로 향해 있는 점은 소음인과 같지만 범위가 넓다는 점에서 소음인과 다르다. 따라서 소음인보다 더 꾸준하고 참을성이 강하며 대범한 장점이 있는 동시에 엉성한 단점을 갖고 있다.

태음인은 감정의 변동이 적고 표현을 하지도 않으며 표정으로 나타나지도 않지만 일단 표출이 되면 고집을 강하게 부리는 울뚝불뚝한 성격이다. 표정은 대개 진중하고 온화하나 무뚝뚝하고 음흉한 느낌을 주기도 한다.

· 안젤리카, 버가못, 시더우드, 카모마일로만 저먼, 유칼립투스글로블러스, 래디아타, 메이창, 니아울리, 파인, 로즈오또, 로즈마리, 로즈우드, 티트리, 타임, 일랑일랑을 효과적으로 적용할 수 있다.

소양인

소양과 태양은 모두 마음이 밖으로 향해 있지만, 태양은 범위가 넓고 소양은 범위가 좁다. 따라서 소양인은 집안보다 집 밖의 일에 관심이 더 많고 외교가 능하며 일에 추진력이 있지만 너무 급하고 뒤가 무른 단점이 있다.

소양인은 감정이 급하고 표현도 직선적이지만 지속성은 없어서 활활 타오르는 불처럼 급하고 빠른 불성격이다. 날카롭고 화난 듯한 인상이거나 싹싹하고 명랑한 인상을 갖고 있다.

· 클라이세이지, 사이프레스, 스윗펜넬, 쥬니퍼베리, 라벤더, 레몬, 마조람, 마다린, 멜리사, 멀, 네로리, 팔마로사, 패츌리를 효과적으로 적용할 수 있다.

태양인

태양인은 마음이 밖으로 향해 있는 점은 소양인과 같지만, 범위가 넓다는 점에서 소양인과 다르다. 따라서 태양인은 전체적 대세판단이 빠르고 사람들과의 소통과 교제에 능하다. 감정의 변화가 매우 급박하고 변화무쌍하다.

· 프랑켄센스, 샌달우드, 베티버를 효과적으로 적용할 수 있다.

2) 음양에 따른 에센셜 오일의 선택

동양철학에 의하면 모든 형상과 사물은 氣(에너지)를 가지고 있으며 氣는 두 가지 극성인 음(陰)과 양(陽)을 가지고 있다. 음과 양의 균형에 의해서 생명체는 육체적·정신적 건강을 유지한다. 에센셜 오일의 향기에너지를 이용하여 음양의 조화에 효과적으로 사용할 수 있다.

양의 주 기능은 따스하게 하고, 힘이 나게 하고, 강장시키는 것인 반면 음의 주 기능은 차갑게 하고, 습하게 하고, 이완되게 하며 잠을 돕는 것이다.

양기가 부족하게 되면 춥고, 피곤하고, 의욕이 떨어지게 된다. 이러한 사람은 로즈마리나 진저와 같이 기운을 북돋는 오일을 사용하면 효과를 볼 수 있다. 이런 오일들은 '강장' 혹은 '추위'를 쫓는 오일이다. 로즈마리와 진저는 차갑고 경결되어 있는 류머티즘성 통증을 경감시키는데 효과적이다. 양기는 약하고 부족할 경우도 있지만 너무 과할 경우도 있는데 특히 누적된 심리적 스트레스의 경우 과해질 경우가 많다. 양기가 과해지면 피로를 느끼는 대신 안절부절 못함, 과행동성(hyperactivity), 불면증을 경험한다. 양의 기능이 신체를 덥히는 것이므로 과도한 양기는 열감과 목마름을 느끼게 한다. 과도한 양기를 줄여주는 에센셜 오일은 자연적으로 차갑고 긴장을 이완시키는 것으로 저먼 카모마일과 멜리사를 포함한다. 저먼 카모마일은 특히 위와 간의 열을 제거하는 데 효과적이어서 가스 참, 발작적 화냄, 두통 등에 효과적이다. 멜리사는 심장의 열을 제거하여 심장의 두근거림을 완화한다(Gabriel Mojay).

표 5-6. 음양 에센셜 오일의 특징

	음	양
· 오일의 특성	· 이완, 연화제, 진정 · 정화 · 수면유도 · 감정의 수용, 적응력 · 양보, 내적 고요감, 평안 · 심리적 안정감	· 강장, 자극 · 재생, 재정비, 집중력 자극 · 회춘, 에너지 공급 · 의지력, 논리적 사고와 분석 · 지기확신 · 목표 지향적
· 증상	· 당뇨 · 알러지, 감기 · 저혈압, 탈진 · 설사 · 슬픔, 공포감	· 암, 간염 · 관절염 · 기관지 및 장경력 · 우울증, 불면증 · 피부건조 · 근육의 경직
· 오일	· 로즈 · 자스민 · 일랑일랑 · 팔마로사 · 클라리세이지 · 카모마일 · 라벤더 · 버가못 · 네로리 · 오렌지 · 페티그레인 · 레몬 · 그레이프 프룻 · 버가못	· 바질 · 샌달우드 · 시더우드 · 쥬니퍼 · 사이프러스 · 로즈마리 · 유칼립투스 · 블랙페퍼 · 카쥬풋 · 히솝 · 패촐리 · 프랑켄센스 · 멀

3) 히포크라테스의 4기질과 에센셜 오일의 적용

히포크라테스는 인간의 기질을 다혈질(혈액·공기), 담즙질(황담즙·불), 점액질(점액·물), 우울질(흑담즙·흙)의 4가지로 나누었으며 이러한 기질별로 밸런스를 맞추기 위해 그에 상응하는 성질을 가진 물질을 적용하여 치유하고자 하였다.

점액질(lymphatic)

조용하고 차분한 타입으로 평화와 고요함, 평정을 좋아하고 규칙적인 라이프스타일을 선호한다. 그들은 반복적인 일에 최선을 보이며 적당히 천천한 속도이며, 일을 시작하는데 시간이 많이 걸린다. 그러나 일을 할 때에는 참을성이 있으며 신뢰할만하다. 실제적이며 현실적인 감각을 타고 났으며 이러한 기질의 부정적인 측면은 변화에 대한 심한 저항과 게으름 그리고 지루함이다.

점액질기질의 신체적 외양은 음식에 대한 애정을 반영한다. 그들은 과체중이 되기 쉽다. 점액질기질은 물의 속성을 가지고 있으며 체액의 정체로 인해서 괴로워할 수 있다.

- 모노테르펜이 효과적이다.
- 쥬니퍼 오일, 그레이프 프룻, 진저, 파인, 제라늄, 사이프레스, 페퍼민트와 레몬이 효과적이다.

우울질(신경질-melancholic)

차가우면서 건조한 속성을 지니므로 전반적으로 따스하고 촉촉한 성질을 가진 오일의 사용이 적합하다. 신체적으로 에너지를 저장하는 능력이 부족하여 전반적으로 건조해지는 속성을 지니고 있다. 멜링콜릭의 요소는 흙이다. 사고형이며 쉽게 우울해지거나 예민하며 자기의 껍질 안으로 들어가 버린다.

전반적으로 면역기능이 약하여 감염이 잘 될 수 있으며 알러지 반응이 잘 생긴다. 스트레스에 대항하는 능력이 부족하고 경련, 근육의 긴장들이 발생할 수 있고 조기 관절염에 노출될 수 있다.

- 알콜성분과 페놀성분이 들어 있는 오일을 사용할 수 있다.
- 타임, 티트리, 팔마로사, 마조람, 진저, 자스민, 샌달우드가 효과적이다.

다혈질(sanguine)

활력적이고 긍정적이며 성취감으로 이루어져 있으며 풍부한 상상력의 소유자이다. 신체적인 취약점은 심장과 동맥, 정맥계의 문제를 가지고 있어서 주로 고혈압과 같은 문제를 가지고 있다. 만일 상권기질의 사람들이 신체적·감성적으로 조화가 깨지게 되면 우울하고 신경질적인 기질을 나타내게 된다. 공기적 속성을 가지고 있으므로 그들의 발을 땅에 디디게 하는 에센셜 오일이 필요하다.

· 에스테르와 세스퀴 테르펜 성분이 효과적이다.
· 로만 저먼 카모마일, 에버래스팅, 레몬, 라벤더, 일랑일랑과 사이프레스가 추천할 만한 오일이다.
· 우울질로 바뀐 경우 – 모노테르펜 알콜이나 페놀이 많이 들어간 마조람, 네롤리, 타임 ct. linaol 혹은 튜자놀, 샌달우드가 효과적이다.

담즙질(bilious/coleric)

리더십을 가지고 있는 이들에게서 주로 발견되는 기질이다. 강한 욕구가 있으며 책임감이 강하며 조직하고 지시하는 것을 즐긴다. 강한 활동적인 의지를 가지고 있으며 신체적·심리적으로 많은 노력과 활동을 한다. 조화로울 때 그들은 카리스마를 지니고 명석함으로 그들의 권위를 가지고 편안하면서도 절대적으로(단호하게) 행동한다. 이 타입의 부정적인 측면은 폭력, 잔인성, 그리고 격정의 발작과 같은, 그리고 통제할 수 없는 분노들을 들 수 있다. 위궤양 혹은 간의 문제나 근육·근력의 문제를 가지고 있는 경우가 많다.

담즙형의 요소는 불이며 건강한 삶을 위해서는 신선한 공기를 필요로 한다.

· 알데하이드와 에스테르를 많이 함유한 오일이 효과적이다.
· 유칼립투스, 시트로도라, 페티그레인이 효과적이다.
· 담즙형 기질이 그들의 에너지, 의지, 열정을 상실하게 되면 건조하면서 따스한 오일 테르펜계인 파인, 그레이프 프룻이 효과적이다.

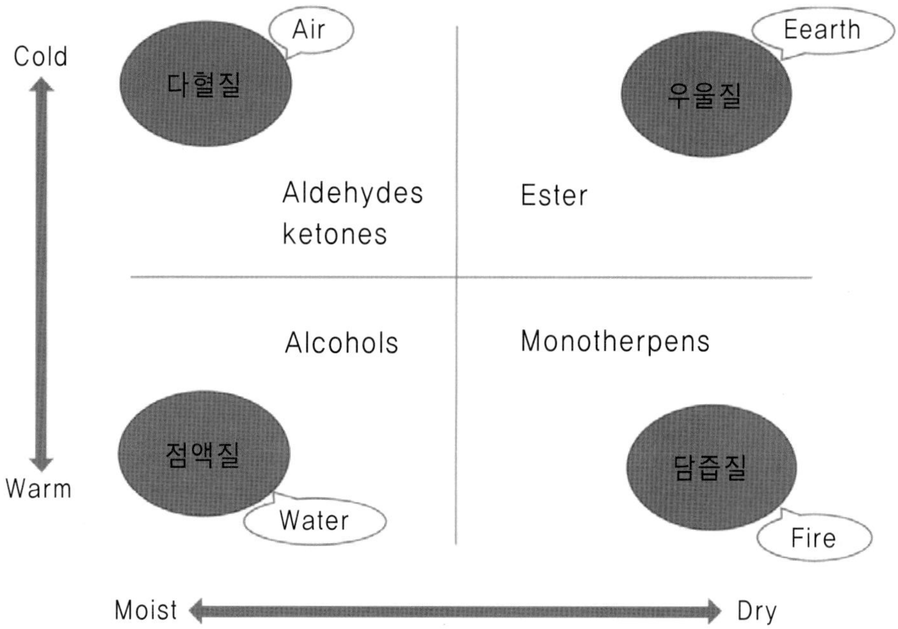

그림 5-2. 오일성분과 기질에 따른 에센셜 오일 적용

5. 챠크라 에너지와 에센셜 오일의 적용

'챠크라'는 우리 몸에 7개 에너지 센터로 척추를 따라서 수직을 존재한다. 챠크라는 몸의 외부에 존재하며 신체의 앞에서부터 척추가 있는 뒷면까지 관통하여 연결되어져 있다. 이상적으로는 챠크라가 조화를 이루며 나선형을 그리지만 특정한 스트레스를 받거나 우리의 감성적 상태에 따라서 열리거나 닫힌다. 챠크라가 조화를 이루었을 때에 우리는 웰빙의 느낌과 생명력을 경험하게 되지만, 만일 챠크라가 닫히거나 지나치게 열려 있는 경우, 우리는 그다지 좋지 않은 느낌을 갖거나 신체적이나 감성적으로 불편함을 느끼게 된다. 에너지 센터와 관련된 에센셜 오일을 사용하여 부위별로 도포 혹은 마사지를 적용할 수 있다.

표 5-7. 챠크라와 에센셜 오일

챠크라	효능	에센셜 오일	마사지 부위
크라운 챠크라	■ 삶의 목표 달성과 관련된 에너지 센터 - 신경계통과 골격계통, 송과선 · 지나친 경우 - 극단적이며 감정의 기복이 많음. · 막힌 경우 - 일이 의지대로 되지 않으면 많이 좌절하고 지치게 됨. · 조화로운 경우 : 마음의 평온, 행복감을 느낌.	프랑켄센스, 네로리	백회, 두피
제3의 눈 챠크라	■ 지혜, 직감력, 이해력과 관련된 에너지 센터 - 뇌하수체와 내분비에 영향을 미치고 면역계 · 지나친 경우 : 항상 논리적, 항상 계획이 세워진 후 행동함. · 막힌 경우 : 야망이 없고 도전력 부족, 감정에도 게으름. · 긍정적 : 이성과 감정의 밸런스, 논리적, 창조적, 직감 발달됨.	유칼립투스, 쥬니퍼, 메이창, 파인, 티트리	뇌, 눈, 귀, 인당

목 챠크라	■ 진실 된 자아 표현과 관련된 에너지 센터 · 지나친 경우 : 의사소통이 많고, 수다스러운 경향이 있음. 일방적으로 변하기도 함. · 막힌 경우 : 의견이 있으나 혹시나 틀릴까 표현을 잘 안함. 감정표현을 어려워함. · 조화로운 경우 : 의사소통이 적정선에서 조절 가능. 마음에서 진실로 의사소통하게 됨.	바질, 카모마일, 사이프레스, 페퍼민트, 페키그레인, 로즈마리, 로즈우드, 스피아민트	목, 어깨, 쇄골의 중간
심장 챠크라	■ 사랑, 용서와 관련한 에너지 센터 · 지나친 경우 : 조건부 사랑. · 막힌 경우 : 주는 사랑을 많이 하고 받는 사랑을 못 하는 경우. · 조화로운 경우 : 주고받는 사랑이 가능.	버가못, 제라늄, 그레이프룻, 자스민, 라벤더, 만다린, 로즈, 일랑일랑	흉부, 심장, 단중
태양신 경총	■ 에너지, 자아성립의 에너지 센터 – 소화계통, 위장질환 · 지나친 경우 : 예민함. 일을 많이 하고 바로 에너지가 떨어져서 잠을 자버리는 경우. 화가 많은 경향. · 막힌 경우 : 자신 자아에 확신이 없으므로 타인에게 계속 확인을 하려고 함. · 조화로운 경우 : 자신감이 있고 일에 대한 조절도 가능한 사람. 타인을 존중하고 자신에 대한 존중감이 보유.	블랙페퍼, 시더우드, 클로브, 레몬, 레몬그래스, 라임, 마조람, 팔마로사	태양신경 총, 중완, 배꼽부분
천골 챠크라	■ 생식기관기능유지, 성적인 에너지센터 – 감정과 정서에 영향을 미침 · 조화로운 경우 : 대인관계, 협상능력 향상.	시나몬, 클라리세이지, 펜넬, 넛맥, 오렌지, 패출리, 샌달우드	치골, 비장, 단전

근원 차크라	■ 원기, 안정, 현실적 이슈의 에너지 센터 – 생존, 지지(support)의 오일 · 에너지 회전이 안정된 경우(balabce) : 건강, 안정감 있는 상태	진저, 멀, 타임, 베티버	골반, 서혜부

6. 에센셜 오일의 감성 키워드

셜리 프라이스(Shirley Price) 에센셜 오일들이 가지고 있는 신체적 효과를 감성적 효과와 동일시하고 슬픔, 분노, 우울, 상실감, 질투 등의 많은 감정의 조절을 신체적 증상과 연관시켜서 이해한다. 진통의 효과가 있는 오일들은 마음의 슬픔과 같은 통증에도 효과적이며 출혈, 지나친 발한, 월경과다 등의 분비를 막는 수렴의 효과가 있는 cypress 오일 역시 마음의 수렴 효과를 준다. 감정의 지나침, 집착 등의 수렴을 의미한다.

제니퍼 제프리(Jennifer jeferrie)는 에센셜 오일이 가지고 있는 마음에 미치는 효과를 시각예술가 그림과 연관시켜서 아로마테라피 카드를 만들어 냈다. 42장의 아로마테라피 카드는 각각의 키워드를 가지고 있어서 에센셜 오일들의 형이상학적 효과를 잘 나타내주고 있다. 감성적 치유에 오일을 적용하는데 도움을 줄 수 있다. 감성적인 키워드는 발레리 앤 워 우드, 가브레엘 마조이 등의 저서에서 지속적으로 다루어져 왔다.

표 5-8. 에센셜 오일의 감성 키워드

오일명	주제어(key word)
바질	· 자기표현(self expression)
버가못	· 즐거움, 열정(cheerfulness)
블랙페퍼	· 삶의 길, 방향 제시(direction)
시더우드	· 원기, 용기(courage)
카모마일	· 버림(letting go)
시나몬	· 차가움, 내향적(coldness and introversion)
클라리세이지	· 명쾌함, 명석함(clarity)
클로브	· 애착, 구속을 벗어남(remove attachments)
사이프러스	· 결단(transition)
유칼립투스	· 통합, 융합(entergration)
펜넬	· 단호한, 단정적인(assertive), 완성, 완료(completion-)
프랑켄센스	· 보호(protection)

제라늄	· 조화(balancing)
진저	· 일을 미룸(stamina-지구력, 끈기)
그레이프 푸룻	· 긍정적 성향(optimism)
자스민	· 열정(living in the now with passion)
쥬니퍼	· 준비, 예비(preparation)
라벤더	· 양육(nurturing)
레몬	· 순리성, 합리성(rationality)
레몬그래스	· 확장, 팽창(expansion)
라임	· 스트레스 이완(eases stress)
만다린	· 행복감(happiness)
마조람	· 근심, 불안(anxiety)
메이창	· 자극하는, 격려하는(stimulating)
멀	· 영감(inspiration)
네로리	· 선택(choice)
넛맥	· 열정을 일으킴(increases emotional)
오렌지	· 심각성(seriousness)
팔마로사	· 바뀐 상황에 잘 적응하지 못함(adaptability)
패촐리	· 단일(unity)
페퍼민트	· 목적, 결심, 결의(purpose)
페티그레인	· 의식, 자각(conscious mind)
파인	· 자존감(self worth)
로즈	· 사랑(love)
로즈마리	· 창의력(creativity)
로즈우드	· 수용성, 감수성, 이해력(receptivity)
샌달우드	· 명상(contemplation)
스피아민트	· 활력(invigoration)

티트리	· 이해(understanding)
타임	· 의지와 힘(will power and strength)
베티버	· 중심의(centered)
일랑일랑	· 평화(peace)

제6장 아로마테라피 마사지

마사지

마사지는 통증을 완화시키고 긴장을 이완시키기 위해서 사용되어져 왔으며 그 자체만으로도 하나의 테라피이다. 에센셜 오일의 효과와 병행하여 사용될 때 아로마테라피 트리트먼트의 효과를 높여줄 수 있다.

마사지의 정의

마사지는 손을 이용하여 우리 신체조직을 체계적인 방법으로 다루는 것을 말하며 신경과 근육계 그리고 순환계에 효과적인 영향을 주며 전신순환의 효과를 높여준다.

마사지의 목적과 효과

· 우리 신체의 에너지를 증가시키거나 감소시킨다.
· 혈액순환을 촉진시킨다.
· 독소 배출을 위한 림프순환을 촉진시킨다.
· 피곤하고 통증이 있는 부위의 노폐물 배출에 용이하다.
· 근육의 톤을 강화시킨다.
· 억제된 감정을 이완시키는 것을 도와준다.
· 좋은 자세를 촉진시킨다.

마사지의 금기와 관련된 상태

마사지의 효과는 많지만 특정한 병리적 상태에서는 마사지를 행할 수 없다. 특정한 상태의 질병의 경우 그 상태를 더욱 악화시킬 가능성이 있기 때문에 주의해야 한다.

다음의 경우에는 고객에게 효과적인 방법에 대하여 주의해야 한다.

· 감염이나 부종

온습포나 냉습포를 사용한다.

· 최근에 수술을 받은 경우

수술 부위나 상처에 3개월 정도는 마사지를 하지 않는다.

· 최근에 골절을 당한 경우

2달 동안 마사지를 하지 않는다.

· 고혈압이나 저혈압

이러한 상태와 연루된 스트레스를 감소시키기 위해서 마사지가 사용된다. 복부마사지는 심장근육에 대한 반사작용으로 혈압을 상승시킬 수 있으므로 행하지 않는 것이 좋다.

· 당뇨

매우 느리고 리드미컬한 마사지 동작을 사용하는 것이 좋으며 당뇨에 대한 마사지의 효과는 다음과 같다.

- 말초의 혈액순환을 촉진시킨다.
- 궤양의 형성을 방지하기 위해서 혈액의 흐름을 좋은 상태로 유지시켜준다.
- 혈관의 퇴화를 방지하고 독소를 제거한다.
- 림프의 배액을 촉진시켜 부종을 방지한다.

· 염증이나 전염성질환

마사지를 하지 않는다.

· 지방조직

물리적 힘을 가함으로서 피하조직의 지방 분자를 분해하는 것을 촉진시켜준다. 또한 열을 발생하여 지방 분자가 연소하여 에너지를 내도록 도와준다. 게다가 마사지는 장의 지방 분자를 림프관으로 운반하는 것을 도와준다.

· 암

부드러운 마사지 기법, 주로 경찰법을 암 환자에게 사용해야 한다. 통증의 완화와 더불어서 정서적인 유대감이 마사지의 주효과라 할 수 있다.

이러한 마사지를 행하기 위해서는 고객의 주치의에게 허가를 받아야 한다.

· 심장

고객이 운동을 할 수 없는 경우 일반적인 혈액순환과 독소 배출을 위해서 부드러운 마사지를 해야 한다. 항상 심장 부위는 피해서 마사지해야 한다.

· 관절염

- 혈액순환을 촉진시키고 독소를 제거하는데 마사지가 효과적이며 모든 조직에 산소 공급이 증가된다.

· 임신초기

초기 3개월간과 입덧을 하는 동안 복부마사지는 행하지 않는다.

· 임신 중반기와 후반기

체계적인 마사지는 내분비선의 분비를 촉진시키며, 이로 인해 호르몬분비가 정상화되고 태반으로의 영양공급이 원활해진다.

독소는 배출이 되고 에너지는 증가하며 빈혈을 감소시키고 피로회복에 도움을 준다.

쓰다듬기와 림프 마사지동작이 전신의 말단부위까지 행해지므로서 정맥의 흐름을 도와주고 체액의 정체를 감소시킨다.

· 정맥류

이러한 경향이 있는 이들에게 마사지는 예방적인 효과가 있다. 정맥류성 종창이 이미 있는 상태에서는 다른 혈관을 건드리지 않고 마사지는 정맥사이만 행해져야 한다.

만일 통증은 없지만 정맥이 현저하게 드러나 있는 경우 아주 가벼운 쓰다듬기 동작만 할 수 있다. 혈관을 비우고 혈관을 원 상태로 돌려주기 위해서이다. 이러한 경우 마사지 동작은 매우 가볍게, 그리고 표면에만 행해져야 한다.

· 간질

간질인 경우 마사지는 금기여부에 따라서 이견이 많아 논쟁의 여지가 있다. 한 편으로는 마사지는 긴장 이완이 충격을 줄 수 있으므로 부적합하다는 의견과 반대로 간질의 발생이 갑작스런 스트레스에 기인한 것이므로 적합하다는 것이 다른 한 편의 의견이다.

만일 약으로 그 상태가 조절이 되며 고객이 2년 동안 발작이 일어나지 않은 상태라면 아로테마라피 마사지로 효과를 볼 수 있다. 가장 좋은 것은 발작이 일어나지 않는 상태라는 것을 확인하는 것이다.

아로마테라피 마사지 후 고객의 반응

아로마테라피 마사지 후 고객의 반응은 다양하다. 어떤 고객들은 단시간에 긍정적인 반응을 보인다. 반면에 어떤 이들은 같은 상태임에도 불구하고 보다 더 긴 시간을 요하기도 한다. 항상 기억해야 할 것은 고객들은 그들 스스로가 자신을 치유한다는 것이며 테라피스트는 이를 도와주고 지침을 주는 것이다.

처음으로 마사지를 받은 고객은 기분 좋은 통증 같은 것을 느끼기도 한다. 이는 근육조직의 노폐물이나 독소가 분해되기 때문이다. 다음 마사지를 받기 위해 방문할 때 이미 독소가 배출된 후이므로 처음만큼 아프지는 않다. 하지만 보다 더 독소를 배출시켜야 할 경우 아직도 통증을 느낄 수도 있다.

어떤 고객들은 머리가 무겁다는 반응을 보이거나 관리 직후 숨을 내쉬기도 한다. 이러한 모든 증상들은 자연스러운 것이며 우리 몸의 독소가 제거되는 것을 의미한다. 마사지 후 화장실을 가는 것 또한 매우 자연스러운 것이다.

아로마테라피 마사지 후 고객에 대한 조언

- 독소배출을 위하여 2~3잔의 물을 마시게 하며 왜 마셔야 하는지 설명해준다.
- 독소배출을 위한 혈액순환이 에너지를 필요로 하므로 마사지 후 피로를 느낄 수 있다고 설명해준다.
- 관리직후에는 무리하거나 심한 운동을 하지 않는 것이 좋다. 피로를 느낄 수 있기 때문이다.
- 며칠 후 더 좋은 효과를 느낄 수 있다고 설명한다. 이는 지속적으로 치유가 일어나고 있기 때문이다.
- 관리 후 최소한 4시간 정도 지나서 목욕이나 샤워를 하도록 한다. 피부에 흡수할 수 있는 시간이 필요하기 때문이다.
- 다음 예약을 정한다.

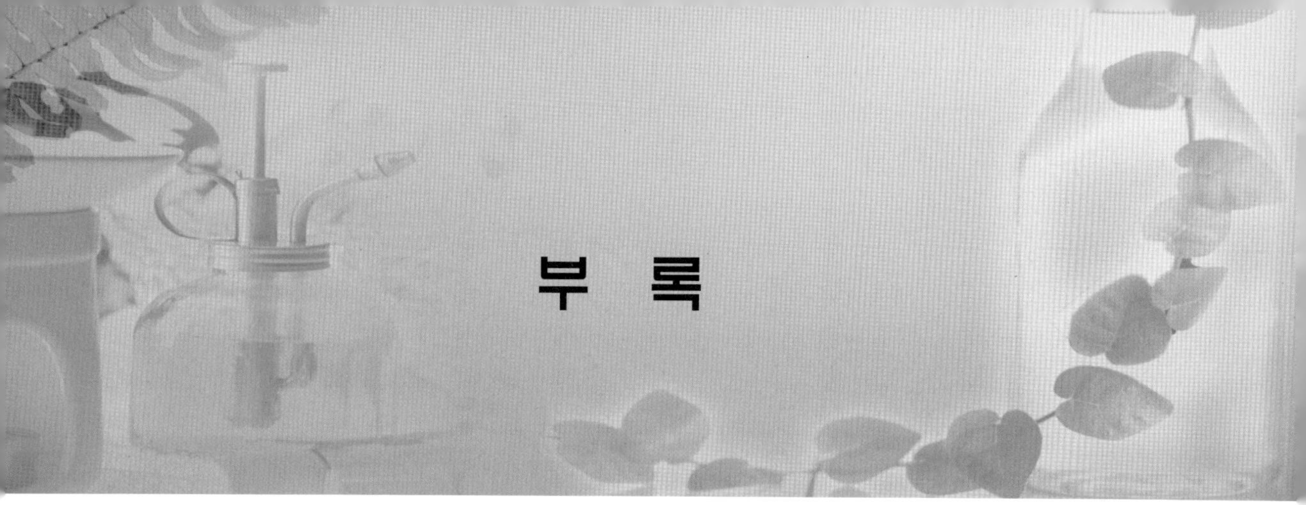

부 록

1. 고객 카드

CASE NO : 001			1. 신상기록
이름	○○	생년월일	○○
주소/연락처	○○	연락처	○○
직업	○○	기타	○○

· 병력 및 기타 사항

복용약		복용약에 대한 부작용 :	
병력에 대한 기록			
습진/피부염/건선/알레르기	예/아니오	당뇨/간질	예/아니오
고혈압/저혈압	예/아니오	근육통/수술경험	예/아니오
두통/편두통	예/아니오	출산계획	예/아니오
심장질환	예/아니오	운동	예/아니오
수면	예/아니오	식이/음주 :	
가족 :			
아로마테라피트리트먼트의 금기사항에 대하여 알고 있는가?			
본인이 원하는 관리의 효과는?			

날짜 20 . . .	관리에 대한 설명을 충분히 들었으며 즐거운 마음으로 관리를 받고자 합니다. 고객서명 (인)

2. 진단 결과기록	
신경계/ 스트레스정도	
당뇨 혹은 갑상선의 문제	
호흡계/ 눈과 귀	
근육계/골격계	
비뇨기계	
소화기계	
생식기계	
림프순환계	

증상 : 스트레스

TOP	MIDDLE	BASE	TOP	MIDDLE	BASE	TOP	MIDDLE	BASE

3. 트리트먼트 기록	
진단에 따른 선택 가능 오일	
선택한 오일	
선택한 캐리어 오일	
홈 트리트먼트	
테라피스트의 의견	
고객의 반응	

2. 블렌딩 챠트

1. 신경계	탑노트	미들노트	베이스 노트
스트레스	Basil Bergamot Clary Sage Lime Orange Bitter Orange Sweet Galbanum Grapefruit Lemongrass Palmarosa Peppermint Petitgrain	Hyssop Juniper Geranium Lavender Marjoram Sweet Pine Rosemary	Angelica Benzoin Cinnamon Cedarwood Atlas Ho leaf Jasmine Linden Blossom Orange Blossom Neroli Sandalwood Spikenard Yarrow Ylang Ylang
우울	Basil Bergamot Clary Sage Grapefruit Lime Petitgrain Niaouli Ravensara Thyme Red	Chamomile Roman Geranium Immortelle Lavender	Benzoin Clove Frankincense Jasmine Orange Blossom Neroli Rose Otto Sandalwood Vetiver Ylang Ylang
감성적 피로	Coriander Eucalyptus Dives Grapefruit Lemongrass Palmarosa Petitgrain	Orange Mint Pimento Berry Pine Rosemary	Cinnamon Elemi Jasmine Patchouli Violet

불면	Mandarin Petitgrain Ravensara Thyme Sweet	Chamomile Roman Lavender Marjoram Sweet Melissa	Linden Blossom Rose Otto Sandalwood Spikenard Valerian Vetiver Violet Yarrow Ylang Ylang
불안, 초조	Caraway	Chamomile Roman Cypress	Neroli Rose Otto
편두통	Basil Citronella Clary Sage Coriander	Immortelle Lavender Marjoram Sweet	Angelica Linden Blossom Spikenard Valerian
신경통	Celery Seed Citronella Coriander Eucalyptus Dives Eucalyptus Globulus	Bay Black Pepper Geranium Peppermint Rosemary	Clove Nutmeg
쇼크	Basil	Immortelle	Orange Blossom Neroli
정신적 고양	Basil Bergamot Citronella Ginger Lemon	Black Pepper Lavandin	Frankincense Rose Otto Sandalwood

2. 순환계	탑노트	미들노트	베이스 노트
독소배출	Carrot Seed Celery Seed Coriander Grapefruit	Fennel Juniper Parsley Seed	Angelica
셀룰라이트	Grapefruit Lemon Thyme Sweet	Cypress Fennel Geranium Juniper Parsley Seed Rosemary	
고혈압	Clary Sage Lemon	Hyssop Lavender	Yarrow Ylang Ylang Valerian
저혈압	Basil Sage Thyme Sweet Thyme Red	Aniseed Black Pepper Peppermint Pine Rosemary	Clove Bud Neroli
부농, 체액의 정체	Carrot Seed Grapefruit Mandarin Orange Bitter Orange Sweet	Cypress Fennel Geranium Juniper Rosemary	Angelica
혈액순환의 저하	Coriander Cubeb Eucalyptus Smithii Ginger Grapefruit Lemon Tarragon	Black Pepper Cypress Fennel Geranium Juniper Berry Melissa Rosemary	Cedarwood Cinnamon Nutmeg Orange Blossom Neroli Rose Otto

가슴 두근거림	Orange Bitter Orange Sweet Peppermint	Lavender Marjoram Sweet Melissa Rosemary	Neroli Valerian Rose Otto Ylang Ylang
정맥류	Basil Cajuput Clary Sage Lemon Niaouli Peppermint Tea Tree	Cypress Geranium Juniper Berry Lavender Rosemary	Neroli Patchouli Sandalwood

3. 소화계	탑노트	미들노트	베이스 노트
복통	Cajuput Caraway Cardamom Carrot Seed Clary Sage Coriander Orange Bitter Orange Sweet Peppermint	Aniseed Black Pepper Chamomile Roman Fennel Hyssop Lavender Marjoram Sweet Parsley Seed	Benzoin Clove Dill
소화불량	Caraway Cardamom Celery Seed Cubeb Galbanum Lemongrass May Chang	Chamomile German Chamomile Roman Dill Hyssop Melissa Parsley Seed	Angelica Linden Blossom Nutmeg Orange Blossom Neroli Spikenard Valerian Yarrow
설사	Cajuput Coriander Ginger Lemon	Black Pepper Geranium	Cinnamon Myrrh Nutmeg Patchouli Orange Blossom Neroli Sandalwood
변비	Coriander Ginger Orange Bitter Orange Sweet Cajuput	Black Pepper Fennel Marjoram Sweet Rosemary	Yarrow

대장염	Lemongrass Niaouli Ravensara Palmarosa	Fennel Marjoram Sweet	Clove Bud
헛배부름	Basil Bay Bergamot Cajuput Caraway Celery Seed Clary Sage Coriander Cubeb Galbanum Ginger May Chang Peppermint Petitgrain Tarragon Thyme Red	Black Pepper Dill Fennel Lavender Marjoram Sweet Parsley Seed Pimento Berry Rosemary	Angelica Clove Myrrh Nutmeg Orange Blossom Neroli Yarrow
가슴앓이	Cajuput Cardamom	Black Pepper	Sandalwood
간기능저하	Carrot Seed Celery Seed Orange Bitter Ravensara	Geranium Immortelle Melissa Orange Mint Pimento Berry	Cinnamon Clove Rose Otto Violet
구토	Basil Cajuput Cardamom Coriander Ginger Orange Sweet Peppermint	Black Pepper Chamomile German Fennel Lavender Melissa	Nutmeg Rose Otto Sandalwood

소화기능저하	Cubeb Eucalyptus Smithii Ginger Lemon Tarragon Thyme Sweet	Fennel Hyssop Juniper Berry Marjoram Sweet	Cinnamon Nutmeg
멀미	Ginger Orange Sweet Mandarin	Peppermint	

4.근골격계	탑노트	미들노트	베이스 노트
좌골신경통	Eucalyptus Globulus Ginger Peppermint	Chamomile Roman Juniper Berry Lavandin Marjoram Sweet Pine Rosemary	Clove
통증	Basil Cajuput Clary Sage Coriander Eucalyptus Dives Eucalyptus Globulus Eucalyptus Smithii Galbanum Ginger Niaouli Ravensara Thyme Red	Bay Black Pepper Chamomile Roman Immortelle Juniper Berry Lavandin Lavender Marjoram Sweet Pine Rosemary	Angelica Frankincense Nutmeg Vetiver
관절염, 관절이 부은 경우	Cajuput Carrot Celery Seed Coriander Eucalyptus Dives Eucalyptus Globulus Ginger Lemon Manuka Niaouli Thyme Red	Black Pepper Chamomile Roman Cypress Geranium Juniper Berry Lavandin Marjoram Spanish Parsley Seed Pimento Berry Pine Rosemary	Angelica Benzoin Cedarwood Atlas Cedarwood Virgin ian Clove Frankincense Myrrh Nutmeg Vetiver Yarrow
근육의 강화	Lemon Lemongrass	Black Pepper Rosemary	Cinnamon

류마티즘 관절염	Eucalyptus Globulus Manuka Niaouli Thyme Red	Black Pepper Chamomile German Chamomile Roman Lavandin Lavender Marjoram Sweet	Clove Frankincense Yarrow
경련	Cardamom Clary Sage Galbanum Peppermint	Chamomile Roman Geranium Lavender Marjoram Sweet Melissa Pimento Berry Rosemary	Yarrow

5. 비뇨기계	탑노트	미들노트	베이스 노트
방광염	Basil Bergamot Cajuput Celery Seed Cubeb Eucalyptus Globulus Palmarosa Tea Tree Thyme Red Thyme Sweet	Juniper Berry Lavender Orange Mint Myrtle Parsley Seed Pine	Cedarwood Atlas Cedarwood Virginian Clove Frankincense Rose Otto Sandalwood Yarrow Ylang Ylang
신장강화	Bay Cajuput Eucalyptus Smithii Lemon Niaouli Thyme Sweet	Black Pepper Fennel Geranium Juniper Berry Lavender Pimento Berry	Cedarwood Virginian Cinnamon Linden Blossom
체액의 정체	Grapefruit Lemon Mandarin	Cypress Fennel Geranium Juniper Berry Rosemary	Cedarwood Atlas Cedarwood Virginian Patchouli

6. 면역	탑노트	미들노트	베이스 노트
항바이러스	Bergamot Eucalyptus Globulus Lemon Lime Manuka Niaouli Peppermint Ravensara Tea Tree Thyme Sweet	Geranium Hyssop Immortelle Lavender Marjoram Sweet Melissa Pine	Ho leaf Patchouli Rose Otto
유행성 감기	Basil Bergamot Cajuput Citronella Coriander Eucalyptus Globulus Eucalyptus Radiata Eucalyptus Smithii Ginger Lemon Niaouli Tea Tree Thyme Sweet Thyme Red	Bay Immortelle Juniper Marjoram Sweet Peppermint Myrtle Pine Rosemary	Angelica Cinnamon leaf Clove Frankincense Yarrow
면역증강	Bergamot Lemon Niaouli Ravensara Tea Tree Thyme Red Thyme Sweet	Bay Black Pepper Geranium Lavender Marjoram Spanish Peppermint	Cinnamon Clove Patchouli Vetiver

7. 생식계	탑노트	미들노트	베이스 노트
무월경	Basil Carrot Seed Celery Seed Clary Sage Tarragon	Bay Dill Fennel Hyssop Juniper Marjoram Sweet Rosemary	Cinnamon Myrrh Rose Otto Yarrow
월경곤란	Basil Carrot Seed Clary Sage Tarragon	Melissa Chamomile German Chamomile Roman Cypress Juniper Lavandin Lavender Marjoram Sweet Rosemary	Frankincense Jasmine Rose Otto Yarrow
방광염	Bergamot Celery Seed Cubeb Niaouli Tea Tree Thyme Sweet	Chamomile German Chamomile Roman Juniper Lavandin Lavender Parsley Seed	Cedarwood Atlas Cedarwood Virgin ian Frankincense Sandalwood Yarrow
냉대하	Bergamot Cubeb Eucalyptus Globulus Clary Sage Tea Tree	Hyssop Lavandin Lavender Marjoram Sweet Rosemary	Cedarwood Atlas Cedarwood Virgin ian Cinnamon Myrrh Sandalwood
폐경	Clary Sage	Cypress Fennel Geranium	Rose Otto Jasmine

분만진통	Clary Sage	Lavender	Rose Otto
월경과다		Chamomile German Chamomile Roman Cypress	Rose Otto
생리전 증후군	Carrot Seed Tarragon	Chamomile German Chamomile Roman Geranium Lavender Marjoram Sweet	Orange Blossom Neroli
튼살	Mandarin Orange Bitter Orange Sweet	Chamomile German Geranium Lavender	Frankincense Myrrh Orange Blossom Neroli

8. 호흡계	탑노트	미들노트	베이스 노트
오한	Ginger Grapefruit Orange Bitter Orange Sweet	Black Pepper	Benzoin Cinnamon
천식	Cajuput Clary Sage Eucalyptus Citriodora Eucalyptus Dives Eucalyptus Smithii Galbanum Lemon Manuka Tea Tree Thyme Red	Chamomile Roman Cypress Fennel Hyssop Immortelle Lavender Marjoram Sweet Myrtle Peppermint Pine Rosemary	Benzoin Clove Frankincense Myrrh Rose Otto
기관지염	Basil Cajuput Caraway Cubeb Elemi Eucalyptus Dives Eucalyptus Globulus Eucalyptus Smithii Galbanum Ginger Lemon Manuka Niaouli Orange Sweet Ravensara Tea Tree Thyme Red Thyme Sweet	Cypress Fennel Hyssop Immortelle Lavender Marjoram Spanish Marjoram Sweet Myrtle Peppermint Pimento Berry Pine Rosemary	Angelica Benzoin Cedarwood Atlas Cedarwood Virgin ian Clove Frankincense Myrrh Sandalwood Violet

카타르	Cajuput Cubeb Elemi Eucalyptus Dives Eucalyptus Globulus Eucalyptus Smithii Galbanum Ginger Lemon Lime Niaouli Thyme Red Thyme Sweet	Black Pepper Hyssop Lavandin Lavender Myrtle Peppermint Pine Rosemary Marjoram	Benzoin Cedarwood Atlas Cedarwood Virgin ian Jasmine Myrrh Sandalwood Violet
긴장성 두통	Citronella Eucalyptus Globulus Eucalyptus Smithii Grapefruit Lemon Lemongrass	Chamomile Roman Immortelle Lavender Peppermint Rosemary Marjoram Sweet Melissa	Violet
부비강염	Basil Cajuput Cubeb Eucalyptus Dives Eucalyptus Globulus Eucalyptus Smithii Ginger Lime Manuka Niaouli Ravensara Tea Tree Thyme Red	Marjoram Spanish Peppermint Pine	Clove

9. 피부관리	탑노트	미들노트	베이스 노트
무좀	Eucalyptus Dives Eucalyptus Globulus Lemon Lemongrass Tea Tree	Lavender	Clove Myrrh Patchouli Tagetes
알러지	Lemon	Chamomile German Chamomile Roman Immortelle Lavender	Spikenard
아크네	Bergamot Clary Sage Galbanum Grapefruit Lemon Lemongrass Lime Mandarin May Chang Niaouli Palmarosa Petitgrain Tea Tree Thyme Sweet	Chamomile German Chamomile Roman Geranium Immortelle Juniper Lavandin Lavender Orange Mint Peppermint Myrtle Rosemary	Cedarwood Atlas Cedarwood Virgin ian Clove Ho leaf Patchouli Vetiver Violet Yarrow Ylang Ylang
트고 갈라진 피부			Benzoin Myrrh Patchouli Sandalwood
건조하고 예민한 피부		Chamomile German Chamomile Roman Lavandin Lavender	Frankincense Ho leaf Jasmine Sandalwood Violet

<table>
<tr><td>탁한 피부</td><td>Grapefruit
Lemon
Lime
Mandarin
Niaouli
Orange Bitter
Orange Sweet
Palmarosa</td><td>Fennel
Geranium
Lavandin
Lavender
Orange Mint
Peppermint
Myrtle
Rosemary</td><td>Angelica
Ho leaf
Rose
Ylang Ylang</td></tr>
<tr><td>피부염</td><td>Carrot Seed
Clary Sage
May Chang
Palmarosa
Thyme Sweet</td><td>Chamomile German
Chamomile Roman
Geranium
Hyssop
Immortelle
Juniper
Lavender
Peppermint
Rosemary</td><td>Cedarwood Atlas
Cedarwood Virgin
ian
Patchouli</td></tr>
<tr><td>비듬</td><td>Clary Sage
Eucalyptus Smithii
Tea Tree</td><td>Bay
Rosemary</td><td>Cedarwood Atlas
Cedarwood Virgin
ian</td></tr>
<tr><td>습진</td><td>Bergamot
Carrot Seed
Thyme Sweet</td><td>Chamomile German
Chamomile Roman
Geranium
Immortelle
Hyssop
Juniper
Lavandin
Lavender
Rosemary</td><td>Cedarwood Atlas
Cedarwood Virgin
ian
Myrrh
Patchouli
Rose Otto
Violet
Yarrow</td></tr>
<tr><td>다한</td><td>Citronella
Lemongrass
May Chang
Petitgrain</td><td>Cypress
Pine</td><td></td></tr>
</table>

곤충퇴치	Bergamot Citronella Eucalyptus Citriodora Lemongrass May Chang	Chamomile German Chamomile Roman Cypress Geranium Lavender Rosemary	Cedarwood Virgin ian Clove Patchouli
지성피부	Bergamot Cajuput Carrot Seed Citronella Clary Sage Lemon Lemongrass May Chang Mandarin Niaouli Palmarosa Petitgrain Tea Tree Thyme Sweet	Cypress Fennel Geranium Juniper Lavender Myrtle Rosemary	Ho leaf Patchouli Sandalwood Vetiver Ylang Ylang
감염된 피부	Elemi Clary Sage Tea Tree	Chamomile German Chamomile Roman Immortelle Hyssop Lavandin Lavender	Angelica Benzoin Cedarwood Atlas Jasmine Myrrh Patchouli Rose Otto Spikenard Yarrow
건선	Bergamot Carrot Seed Thyme Sweet	Chamomile German Chamomile Roman Lavender	Angelica

이	Eucalyptus Globulus Galbanum Thyme Sweet	Geranium Lavandin Lavender Parsley Seed Pine Rosemary	Cinnamon
흉터, 튼살	Elemi Galbanum Mandarin Palmarosa	Lavender	Frankincense Ho leaf Orange Blossom Neroli Patchouli Sandalwood Spikenard Violet Yarrow
늘어진 피부	Grapefruit Lemongrass Lime Mandarin Petitgrain	Black Pepper Geranium Juniper Berry Marjoram Sweet Rosemary	Orange Blossom Neroli Yarrow
주름진 노화피부	Carrot Seed Elemi Galbanum Mandarin Palmarosa Clary Sage	Fennel Geranium Lavender	Frankincense Myrrh Orange Blossom Neroli Patchouli Rose Otto Sandalwood Spikenard Ylang Ylang

참고문헌

1. E.JoyBowels, The chemist of Aromatherpeutkc oils
2. Ulla-Maija Grace's, Aromtherapy for Practitioners(C.W. Daniel company, 2000)
3. Veronica sibley, IFPA Module.(2000)
4. Judith Jackson, Aromatherapy(London : Dorling Kindersley, 1987)
5. Shirly Price, Aromatherapy workbook(London : Thorsons, 1993)
6. Patrica Davis, Aromatherapy An A-Z(C.W. Daniel company, 1988)
7. Peter & kate Damian, Aromatherapy scent and Psyche(Healing Art Press, 1995)
8. Shirley Price, Aromatherapy & Your Emotion(London : Thorsons, 2000)
9. Kurt Schnaubelt, Advanced Aromatehrapy(Healing Art Press, 1995)
10. Jennifer Jefferies & Karen Osborn Aromatheray Insight cards for Intuitive roma therapy
11. Gabriel Mojay, Aromatherapy for Healing the Spirit(Healing Art Press, 1997)
13. Suzanne Catty. Hydrosols : The Next Aromatherapy, 2001
14. Rosamary Caddy, The Essential oil Blending guide
15. Medical Aromatherapy(1999), Kurt Schnaubelt

찾아보기

INDEX

– 저자 소개 –

고혜정(수원여자대학교)
하명희(진주보건대학교)
김연주(광주보건대학교)
김수경(수원여자대학교)
이은진(아로마 조이)

아로마테라피

2011년 9월 5일 초판인쇄
2011년 9월 15일 초판발행

지은이 : 고혜정 · 하명희 · 김연주 · 김수경 · 이은진
펴낸이 : 이상태
펴낸곳 : 청구문화사
120-831 서울특별시 서대문구 연희 1동 436-1
전 화 : 02) 332-0541(代) 전 송 : 02) 337-9577
등 록 : 1990년 11월 2일 제9-247호

정가 25,000원

ISBN 978-89-5616-467-0 93590